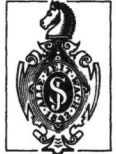

Edwin H. Buchholz

Unser Gesundheitswesen

Ein einführender Überblick zum Gesundheitswesen
in der Bundesrepublik Deutschland

Ergänzt durch eine Kurzdarstellung
des österreichischen Gesundheitswesens von Robert Brooks

Mit 18 Abbildungen, 15 Tabellen, einem Glossar,
einem Abkürzungs- und Anschriftenverzeichnis

Springer-Verlag
Berlin Heidelberg New York London Paris Tokyo

Professor Dr. rer. pol. Edwin H. Buchholz
Waldburgstraße 47, D-5480 Remagen 1

ISBN-13:978-3-540-19332-6 e-ISBN-13:978-3-642-73756-5
DOI: 10.1007/978-3-642-73756-5

CIP-Titelaufnahme der Deutschen Bibliothek.
Buchholz, Edwin H.: Unser Gesundheitswesen : e. einf. Überblick zum Gesundheitswesen
in d. Bundesrepublik Deutschland / Edwin H. Buchholz. Erg. durch e. Kurzdarstellung des
österreichischen Gesundheitswesens / von Robert Brooks. – Berlin ; Heidelberg ; New York ;
London ; Paris ; Tokyo : Springer, 1988
ISBN-13:978-3-540-19332-6 (Berlin...) brosch.

NE: Brooks, Robert: Kurzdarstellung des österreichischen Gesundheitswesens

Dieses Werk ist urheberrechtlich geschützt. Die dadurch begründeten Rechte, insbesondere die der Übersetzung, des Nachdrucks, des Vortrags, der Entnahme von Abbildungen und Tabellen, der Funksendung, der Mikroverfilmung oder der Vervielfältigung auf anderen Wegen und der Speicherung in Datenverarbeitungsanlagen, bleiben, auch bei nur auszugsweiser Verwertung, vorbehalten. Eine Vervielfältigung dieses Werkes oder von Teilen dieses Werkes ist auch im Einzelfall nur in den Grenzen der gesetzlichen Bestimmungen des Urheberrechtsgesetzes der Bundesrepublik Deutschland vom 9. September 1965 in der Fassung vom 24. Juni 1985 zulässig. Sie ist grundsätzlich vergütungspflichtig. Zuwiderhandlungen unterliegen den Strafbestimmungen des Urheberrechtsgesetzes.

© Springer-Verlag Berlin Heidelberg 1988

Die Wiedergabe von Gebrauchsnamen, Handelsnamen, Warenbezeichnungen usw. in diesem Werk berechtigt auch ohne besondere Kennzeichnung nicht zu der Annahme, daß solche Namen im Sinne der Warenzeichen- und Markenschutz-Gesetzgebung als frei zu betrachten wären und daher von jedermann benutzt werden dürften.

Gesamtherstellung: G. Appl, Wemding
2119/3140-543210

Meinem Sohn Th. Udo Buchholz
Student der Medizin

Vorwort

Das an deutschen Universitäten absolvierte Studium der Medizin, Zahnmedizin und Pharmakologie entspricht nach wie vor dem gehobenen internationalen Standard; das gleiche gilt für die Ausbildung in einem der Gesundheits-, Heilhilfs- oder Heilhandwerkerberufe.

Dessen ungeachtet haben sich – insbesondere bei den künftigen Ärzten, Zahnärzten und Apothekern – Wissensdefizite seit Jahrzehnten hartnäckig in zwei Bereichen halten können:
– wirtschaftliche und soziale Grundlagen, Voraussetzungen und Folgen der späteren Berufsausübung,
– Kenntnis des gesamten Gesundheitswesens, in dem das jeweilige Berufsfeld – wie bedeutsam es auch immer sei – nur ein mehr oder minder gewichtiges Integrationspartikel darstellt.

Es ist längst kein Geheimnis mehr, daß viele Ärzte oder Zahnärzte in freier Praxis, zahlreiche verantwortliche Ärzte im Krankenhaus und nicht wenige Apotheker die bereits wirksamen oder noch anstehenden Maßnahmen zur Kostendämpfung und Strukturreform ohne Abstriche in der Versorgungsqualität, ohne persönliche Einkommenseinbußen und ohne Zuflucht zu fragwürdigen Methoden weitaus erfolgreicher zu bestehen in der Lage wären, wenn sie über ein größeres Maß an wirtschafts- und sozialwissenschaftlichem Wissen verfügten, das schon bei der Vermittlung so weit wie möglich auf ihre besonderen Berufsverhältnisse zugeschnitten sein müßte. Es ist schlechthin unverständlich, weshalb auch die heutigen Generationen akademischer Heilberufe – und auch einiger Gesundheitsberufe – in diesem geradezu existentiellen Wissens- und Erfahrungsbereich immer noch völlig unvorbereitet in die Praxis entlassen werden, obwohl man sie länger als je zuvor am Eintritt in diese Praxis unter dem Vorwand hindert, sie besser dafür qualifizieren zu wollen!

So sollen die angehenden Ärzte, Zahnärzte und Apotheker – und mit ihnen auch Angehörige der Gesundheitsberufe – anhand dieses Bändchens wenigstens erfahren, wo später ihr Platz im System unseres

Gesundheitswesens sein wird, welche Bedeutung ihrem Teilbereich zukommt und welche Probleme dort unter dem Aspekt einer umfassenden Strukturreform zur Lösung anstehen. Dabei wurde bewußt von einer Darstellung in der Form eines Lehrbuches abgesehen zugunsten einer problemorientierten, einführenden Übersicht: Was alles verbirgt sich hinter dem umfassenden Begriff „Gesundheitswesen"? Welches sind seine Hauptsäulen, welches die nur mittragenden Pfeiler? In welchem Feld werde ich einst tätig sein? Welche Beziehungen bestehen zwischen diesem und anderen Bereichen dieses Gesundheitswesens? Mit welchen Schwierigkeiten muß ich bei Aufnahme der Berufstätigkeit nach meinem Studium rechnen, etc.? Natürlich können auf so engem Raum mehr Fragen gestellt als beantwortet werden. Eine große Hilfe kann daher das von mir im gleichen Verlag herausgegebene Sammelwerk *Das Gesundheitswesen in der Bundesrepublik Deutschland* sein, in dem Praktiker und führende Repräsentanten beruflicher oder administrativer Einrichtungen den jeweiligen Sektor des Gesundheitswesens vorstellen, und zwar unter kritischem Widerspruch in der Diskussion von Vertretern anderer Einrichtungen unseres Gesundheitswesens.

Damit ist bereits angedeutet, daß die Lektüre dieses Bändchens nur ein „Appetitmacher" sein soll und kann; weiterführende und vertiefende Auseinandersetzungen mit Problemen des Gesundheitswesens sind für den, der mehr Einsichten und Verständnis gewinnen möchte, unerläßlich. Dem sollen zunächst die nach Bereichen und Teilbereichen geordneten Literaturhinweise dienen. Um auch die (der ständigen Lektüre dringend anempfohlenen!) gesundheits- und sozialpolitischen Berichte in der Tages-, Verbands- und Fachpresse besser verstehen zu können, wurde ein Abkürzungsverzeichnis beigegeben und ein Glossar (Anhang A), in dem eine Auswahl wichtiger Stichwörter mit definitorischen Erläuterungen versehen ist. Diese praxisorientierte Kurzbeschreibung von Begriffen und Termini, die sowohl im beruflichen Alltag als auch in der Diskussion über Kostendämpfung, Strukturreform etc. ständig verwendet werden, kann von seiner Informationsfunktion her vielleicht auch den bewußt in Kauf genommenen Mangel etwas ausgleichen, daß dieses Bändchen nicht als Lehrbuch angelegt ist.

Für den Fall, daß der Studierende oder Auszubildende weiteres Material von einer wichtigen Einrichtung des Gesundheitswesens anfordern möchte, findet er die jeweiligen Anschriften ebenfalls in einem besonderen Verzeichnis im Anhang B.

Eine *Kurzdarstellung* des Gesundheitswesens in unserem Nachbarland *Österreich* findet sich am Schluß des Buches. Nur einem kenntnisreichen und gesundheitspolitisch erfahrenen Fachmann vom Range des Diplomkaufmanns *Robert Brooks,* seit kurzem Generaldirektor der Pensionsversicherungsanstalt der Arbeiter und davor viele Jahre Generaldirektorstellvertreter des Hauptverbandes der österreichischen Sozialversicherungsträger, konnte es gelingen, die wichtigsten und interessantesten ordnungs- und ablaufpolitischen Elemente des österreichischen Gesundheitswesens knapp und dennoch äußerst informativ darzustellen. Hier werden dem Leser Ansätze für kritisches Vergleichen und fruchtbares Überdenken angeboten, die genutzt werden sollten.

Remagen, im Frühjahr 1988　　　　　　　　　　Edwin H. Buchholz

Inhaltsverzeichnis

Das Gesundheitswesen in der Bundesrepublik Deutschland . . 1

Einführung 3

1 *Rechtliche Grundlagen* 11

2 *Versorgungseinrichtungen* 14
  2.1 Öffentlicher Gesundheitsdienst 14
  2.2 Ambulante ärztliche Versorgung 19
  2.3 Ambulante nichtärztliche Versorgung 27
  2.4 Stationäre Versorgung 29
  2.5 Kuranstalten und Sanatorien 35
  2.6 Arzneimittelversorgung 36

3 *Versicherungseinrichtungen* 48

4 *Berufliche Einrichtungen* 60

5 *Selbsthilfeeinrichtungen* 67

6 *Supra- und internationale Regelungen und Einrichtungen* 69

7 *Selbstverwaltung* 72

8 *Reform des Gesundheitswesens* 78
  8.1 Staat/öffentliche Hand 78
  8.2 Ambulante Versorgung durch Ärzte und Zahnärzte 79
  8.3 Stationäre Versorgung 81
  8.4 Arzneimittelversorgung 82
  8.5 Öffentlicher Gesundheitsdienst 82
  8.6 Gesetzliche Krankenversicherung 82
  8.7 Versicherte 84
  8.8 Arbeitgeber(verbände) 85
  8.9 Gewerkschaften 85

9 *Ausblick* 86

Anhang A: Glossar 91

Anhang B: Anschriften wichtiger Einrichtungen unseres Gesundheitswesens 135

Literaturhinweise 139

Kurzdarstellung des österreichischen Gesundheitswesens 151

Abkürzungen

ABDA	Bundesvereinigung deutscher Apothekerverbände
AEV	Arbeiter-Ersatzkassen-Verband
AGV	Arbeitsgemeinschaft der Verbraucherverbände
AMG	Arzneimittelgesetz
AOK	Allgemeine Ortskrankenkasse
BÄK	Bundesärztekammer
BAT	Bundesangestelltentarifvertrag
BDA	Bundesvereinigung der Deutschen Arbeitgeberverbände
BdB	Bundesverband der Betriebskrankenkassen
BdI	Bundesverband der Innungskrankenkassen
BdL	Bundesverband der Landwirtschaftlichen Krankenkassen
BdO	Bundesverband der Ortskrankenkassen
BDZ	Bundesverband der Deutschen Zahnärzte e. V.
BEK	Barmer Ersatzkasse
BEMA-Z	Bewertungsmaßstab für zahnärztliche Leistungen
BfA	Bundesversicherungsanstalt für Angestellte
BGA	Bundesgesundheitsamt
BGB	Bürgerliches Gesetzbuch
BKK	Betriebskrankenkasse
Bkn/Kr	Bundesknappschaft/Krankenkasse
BMA	Bundesministerium für Arbeit und Sozialordnung
BMÄ	Bewertungsmaßstab für kassenärztliche Leistungen
BMJFG	Bundesministerium für Jugend, Familie und Gesundheit
BMJFFG	Bundesministerium für Jugend, Familie, Frauen und Gesundheit
BMV	Bundesmantelvertrag
BPflV	Bundespflegesatz-Verordnung
BPI	Bundesverband der Pharmazeutischen Industrie
BSG	Bundessozialgericht
BSHG	Bundessozialhilfegesetz
BSeuchG	Bundesseuchengesetz

BVG	Bundesversorgungsgesetz
DAK	Deutsche Angestellten-Krankenkasse
DGB	Deutscher Gewerkschaftsbund
DKG	Deutsche Krankenhausgesellschaft
DRG	„diagnosis related groups"
EBM	einheitlicher Bewertungsmaßstab
EG	Europäische Gemeinschaft
E-GO	Ersatzkassen-Gebührenordnung
EK	Ersatzkasse
GA	Gesundheitsamt
GFB	Gemeinschaft fachärztlicher Berufsverbände
GG	Grundgesetz
GKAR	Gesetz über Kassenarztrecht
GKV	Gesetzliche Krankenversicherung
GOÄ	Amtliche Gebührenordnung für Ärzte
GOZ	amtliche Gebührenordnung für Zahnärzte
HB	Hartmannbund (Verband der Ärzte Deutschlands)
HVM	Honorarverteilungsmaßstab
IKK	Innungskrankenkasse
IW	Institut der deutschen Wirtschaft
KAiG	Konzertierte Aktion im Gesundheitswesen
KBV	Kassenärztliche Bundesvereinigung
KHBV	Krankenhausbuchführungsverordnung
KHG	Krankenhausfinanzierungsgesetz
KHNG	Krankenhausneuordnungsgesetz
KSVG	Künstlersozialversicherungsgesetz
KV	Kassenärztliche Vereinigung
KVdR	Krankenversicherung der Rentner
KVEG	Krankenversicherungsergänzungsgesetz
KVKG	Krankenversicherungskostendämpfungsgesetz
KVLG	Gesetz über die Krankenversicherung der Landwirte
KZBV	Kassenzahnärztliche Bundesvereinigung
KZV	Kassenzahnärztliche Vereinigung
LKK	Landwirtschaftliche Krankenkasse
LMV	Landesmantelvertrag
LSG	Landessozialgericht
LVA	Landesversicherungsanstalt
MB	Marburger Bund
NAV	Verband der niedergelassenen Ärzte Deutschlands

ÖGD	öffentlicher Gesundheitsdienst
PBK	Postbeamtenkrankenkasse
PKV	Private Krankenversicherung
RAG	Rentenanpassungsgesetz
RKG	Reichsknappschaftsgesetz
RVO	Reichsversicherungsordnung
SG	Sozialgericht
SGB	Sozialgesetzbuch
SGG	Sozialgerichtsgesetz
SKK	Seekrankenkasse
SVR	Sachverständigenrat zur Begutachtung der gesamtwirtschaftlichen Entwicklung
TKK	Techniker-Krankenkasse
VÄD	Vertrauensärztlicher Dienst
VdAK	Verband der Angestellen-Krankenkassen
WHO	World Health Organization (Weltgesundheitsorganisation)
WIdO	Wissenschaftliches Institut der Ortskrankenkassen
WSI	Wirtschafts- und sozialwissenschaftliches Institut des DGB
ZI	Zentralinstitut für die kassenärztliche Versorgung in der Bundesrepublik Deutschland
ZMF	Zahnmedizinische Fachhelferin

Das Gesundheitswesen
in der Bundesrepublik Deutschland

Einführung

Dieses ist die ergänzte und erweiterte Fassung meines Einführungsreferats zur Vortragsreihe über „Das Gesundheitswesen in der Bundesrepublik Deutschland" im Wintersemester 1986/87 an der Universität Witten/Herdecke. Der Aufbau hält sich streng an die Struktur von Abb. 1, die Grundlage dieses Referates war, mit Ausnahme der beiden letzten Abschnitte über die Selbstverwaltung und die Reform des Gesundheitswesens.

Da die Literatur über das *Gesamt*system unseres Gesundheitswesens wenig hergibt, soll es Ziel dieses Beitrags sein, es zu erfassen, zu definieren, kurz zu beschreiben, transparent zu machen und auch ein wenig Anschaulichkeit zu vermitteln. Es soll also versucht werden zu zeigen, was alles mitzudenken ist, wenn von „unserem Gesundheitswesen" gesprochen wird: aus welchen Bauelementen es besteht, welche Ordnungsstruktur ihm zugrunde liegt, ob und inwieweit sich das überaus komplizierte Netzwerk der Regelungen, Einrichtungen, Träger etc. systematisieren und zu einem komprimierten schematischen Überblick fügen läßt. Soweit diese Anordnung bei Vertretern der Sektoren oder Teilsektoren auf berechtigten Widerspruch stößt, wolle man Nachsicht üben und gerne entsprechende Änderungsvorschläge äußern, dabei jedoch darauf achten, daß die Ausgewogenheit erhalten bleibt und die eigene Position nicht zu Lasten Dritter „verbessert" wird. Ebenso wird um Verständnis dafür gebeten, daß die verbalen Beschreibungen des Schemas sich schon aus Raumgründen in engen Grenzen halten müssen.

Das Gesundheitswesen als Säule sozialer Sicherheit

Von jeher war das Leben der Menschen mit Risiken verbunden. Sehr verschieden waren aber im Laufe der Geschichte die Methoden, mit denen die Menschen sich – einzeln, in der Familie und Sippe oder in

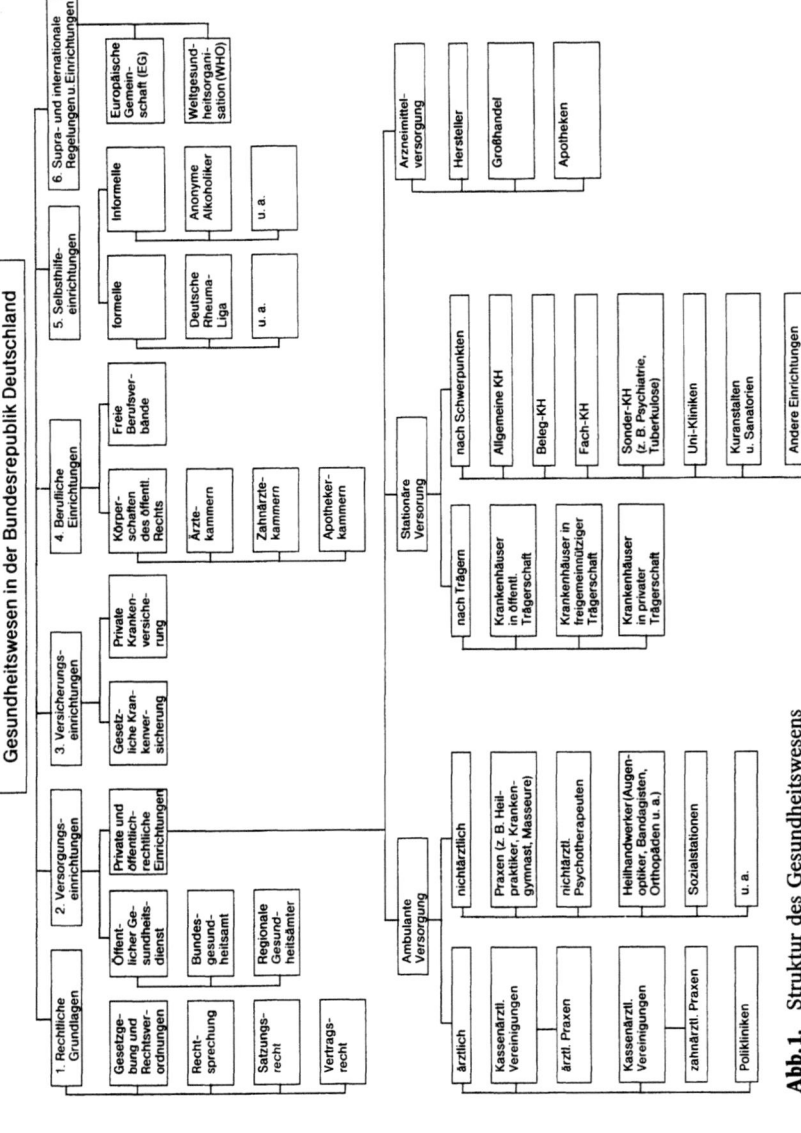

Abb. 1. Struktur des Gesundheitswesens

Risikogruppen – vor den bedrohlichsten Risiken schützten. Mit dem Beginn systematischer staatlicher Sozialpolitik in den 80er Jahren des 19. Jahrhunderts wurde es üblich, schutzwürdige Lebenslagen als „soziale Risiken" anzuerkennen und in die normierte Vorsorge einzubeziehen. Zu diesen Grundrisiken zählten zunächst 3, später (ab 1927) 4 solcher schutzwürdigen Lebenslagen:

1) Krankheit,
2) Unfall/Invalidität,
3) Alter/Tod,
4) Arbeitslosigkeit.

Zu Recht werden sie auch die 4 „klassischen sozialen Risiken" genannt, denn die auf sie gerichteten Vorsorgeeinrichtungen bilden heute noch die 4 Hauptsäulen unserer sozialen Sicherung:

1) gesetzliche Krankenversicherung,
2) gesetzliche Unfallversicherung,
3) gesetzliche Rentenversicherung,
4) gesetzliche Arbeitslosenversicherung.

Freilich beschreiben diese Einrichtungen bei weitem nicht mehr die heute anerkannten Sozialrisiken. Die von der damaligen Bundesregierung eingesetzte Sozialenquêtekommission nannte in ihrer 1966 vorgelegten Untersuchung bereits 9 soziale Schutztatbestände, die längst durch weitere ergänzt wurden. Die Ursachen für diese fortschreitende Ausweitung sozialer Risiken sind vielschichtig:

- Wettstreit der Politiker um immer neue und/oder mehr soziale Wohltaten in immer neuen Gesetzen oder Gesetzesnovellierungen,
- Ausweitung der Sozialleistungen durch Rechtsschöpfung qua höchstrichterlicher Rechtsprechung,
- Wettbewerb der Krankenkassen,
- Anspruchshaltung der Versicherten,
- Lebensweise der Versicherten,
- Faktoren der Umwelt und Arbeitswelt,
- neue Risiken oder überkommene soziale Risiken mit neuen Dimensionen: z. B. Drogensucht, AIDS, Psychiatrie, Altenpflege u. a.

Die Fülle bestehender und der Trend zunehmender sozialer Risiken einerseits und die Knappheit der für sie einsetzbaren Mittel andererseits drängt zu der Frage: Welche Vorsorgemöglichkeiten gegen soziale Risiken gibt es?

Vorsorgemöglichkeiten

Analog dem sog. gesellschaftlichen Grundmodell stehen grundsätzlich 3 potentielle Träger für Vorsorgemöglichkeiten gegen soziale Risiken zur Verfügung: das Individuum *(I)*, die Gruppe *(G)* oder der Staat *(S)*:

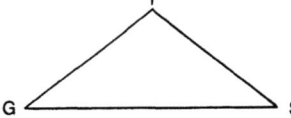

Abb. 2. Das „gesellschaftliche Grundmodell"

Diesen Trägern entsprechen bestimmte Vorsorgearten:
I: Individualvorsorge, Eigenvorsorge. Finanzierung: durch Eigenleistung.
G: Gruppen- oder Gemeinschaftsvorsorge (Gefahrengemeinschaft), Genossenschaft, (Sozial)versicherung. Finanzierung: durch Beiträge.
S: Staatsversorgung, Finanzierung: über Steuern.

Da es sich hier um *Grund* formen von Vorsorge gegen soziale Risiken handelt, läßt sich nachweisen, daß die Systeme sozialer Sicherung in allen Ländern der Welt aus einer einzigen dieser Grundformen oder aus Kombinationen von ihnen bestehen, wobei lediglich die Schwerpunkte variieren. Aber auch bei verschiedenen Schwerpunkten lassen sich die existenten Systeme sozialer Sicherung im wesentlichen einem der 5 Modelltypen zuordnen, wie sie in Tabelle 1 skizziert sind [vgl. Buchholz, E. H.: „Prinzipien, Grundelemente und Steuerungsinstrumente in der Sozialen Sicherung." In: Ferber, C. von, Reinhardt, U. E., Schaefer, H., Thiemeyer, T. (Hrsg) *Kosten und Effizienz im Gesundheitswesen. Gedenkschrift für Ulrich Geißler.* München, 1985].
Wo immer der Staat ausschließlicher oder gewichtiger *Mit* träger sozialer Systeme ist, besteht immer die Gefahr, daß die Sozialleistungen betroffen sind, wenn der Staat in Finanznot gerät. Aus den in Tabelle 1 angedeuteten Modelltypen II–V lassen sich 5 Reaktionen des Staates in einer solchen Situation denken – und werden natürlich auch praktiziert –, sei es einzeln oder in Kombination miteinander:

Tabelle 1. Modelltypen sozialer Sicherung

Typ	Bauelement	Beispiel
I	I	Entwicklungsländer und historische Frühgesellschaften (einschließlich Versorgungsleistungen durch Angehörige)
II	I + (G) + (S)	Wirtschaftlich arme Länder; USA
III	(I) + G + (S)	Bundesrepublik Deutschland
IV	(I) + (G) + S	Großbritannien, Schweden
V	S	Sowjetunion, DDR

1) Kürzung oder Streichung von Leistungen;
2) Erhöhung von Steuern;
3) Entlastung des Staates zu Lasten der Versicherungsträger;
4) Belastungsumschichtungen unter den (in der Bundesrepublik Deutschland autonomen) Sozialversicherungsträgern („Selbstverwaltung"). Journalisten haben diese bei uns in den 70er und 80er Jahren dieses Jahrhunderts vom Staat oft angewandte Maßnahme treffend als „Verschiebebahnhof" charakterisiert.
5) Entlastung des Staates zu Lasten des Individuums (obwohl dieses durch die Maßnahmen 1)-4) auch schon zusätzlich belastet sein kann) – z. B. durch einen höheren Anteil an den Kosten einer Leistung („Selbstbeteiligung").

Dabei können die Wirkungen solcher Entlastungsmaßnahmen für die Betroffenen um so verheerender sein, je mehr sie beispielsweise durch zusätzliche Beeinträchtigungen aus der Situation der wirtschaftlichen Lage, der Arbeitsmärkte, der Geldwertstabilität etc. noch gesteigert werden. Wer aus diesen nicht nur theoretischen, sondern in der praktischen Sozialpolitik ungezählte Male angewandten Möglichkeiten einer Staatsentlastung oder -befreiung die Konsequenz ziehen will, kann nur zu der Forderung gelangen, den sehr sensiblen Bereich der sozialen Sicherung in seinem Leistungsvermögen so weit wie möglich von staatlicher Finanzierung – auch in der Form der Zuschüsse – freizuhalten (vgl. Buchholz, E. H.: „Dirigismus oder Eigenverantwortung? Überlegungen zu einem EG-Gesundheitssystem", *Die Ortskrankenkasse*, H. 10, 1975).

In der Bundesrepublik Deutschland wurde in diesem Zusammenhang von einer Leistungskrise des Sozialstaats gesprochen:

Sie besteht unter anderem in Leistungskürzungen, -verzögerungen, -verschiebungen und in der Verschärfung von Anspruchsvoraussetzungen, wie sie vor allem mit den Haushaltsbegleitgesetzen 1983 und 1984 sowie mit dem Kostendämpfungsergänzungsgesetz von 1981 erfolgt sind. Stichworte sind hier die Verschiebung der Rentenerhöhung um ein halbes Jahr in 1983, die mit einer Senkung des Rentenniveaus verbundene Aktualisierung der Rentenanpassung, die Heranziehung der Rentner zu den Krankenversicherungsbeiträgen, die Erschwerung des Zugangs zu Berufs- und Erwerbsunfähigkeitsrenten, die Verschärfung der Voraussetzungen für die Zahlung von Arbeitslosengeld, die Senkung der Arbeitslosengeld- und -hilfesätze für Arbeitslose ohne Kinder und der Leistungssätze bei beruflichen Bildungsmaßnahmen und beruflicher Rehabilitation, die Reduzierung der Rentenansprüche von Behinderten in geschützten Einrichtungen, der Wegfall der unentgeltlichen Beförderung von Schwerbehinderten im öffentlichen Nahverkehr, die Streichung des Mutterschaftsurlaubsgeldes, die Ausweitung der Selbstbeteiligung bei Arznei-, Heil- und Hilfsmitteln, Fahrtkosten, Krankenhausbehandlung und Kuraufenthalten, die Ausgrenzung der Bagatellarzneimittel aus der Erstattungspflicht der Krankenkassen, die Verlängerung der Wartezeit auf Wiederholungskuren und neue Brillen, die Erhebung von Beiträgen zur Renten- und Arbeitslosenversicherung vom Krankengeld, die verstärkte Einbeziehung von „Sonderzahlungen" (Weihnachts- und Urlaubsgeld z. B.) in die Abgabepflicht – ein eindrucksvoller, gleichwohl unvollständiger Katalog (Rolf Neuhaus: „Sozialstaatskrise und Dezentralisierungstendenzen in der Gesundheits- und Sozialpolitik", *Sozialer Fortschritt*, H. 8/1986).

Nach diesen grundsätzlichen Vorbemerkungen über soziale Risiken, die Möglichkeiten ihrer Absicherung und die Unsicherheiten im Bereich sozialer Leistungen soll sich die weitere Betrachtung nunmehr ganz auf das Gesundheitswesen konzentrieren.

Begriff „Gesundheit"

Weder im Gesetz „betreffend die Krankenversicherung der Arbeiter" vom 15. Juni 1883 noch in der Reichsversicherungsordnung (RVO) von 1911 werden die Begriffe Krankheit oder Gesundheit definiert – mit der Folge, daß die Bestimmung des Begriffs Krankheit seit mehr als 100 Jahren Sache der Rechtsprechung ist. So verstand man auf der Basis einer Entscheidung des Preußischen Oberverwaltungsgerichts vom 09. Juni 1902 bis in die 60er Jahre im wesentlichen als Krankheit im Sinne der Gesetzlichen Krankenversicherung (GKV) einen regelwidrigen Körper- oder Geisteszustand, der ärztlicher Behandlung bedarf oder – zugleich oder ausschließlich – Arbeitsunfähigkeit zur Folge hat. Seit Ende der 60er Jahre hat das Bundessozialgericht (BSG) den Krankheitsbegriff nach und nach so ausgeweitet (Krasney, O.E.: „Zum Krankheitsbegriff in der Entwicklung der gesetzlichen Krankenversicherung", *Zeitschrift für Sozialreform*, H. 7/1976), daß es schon 10 Jahre später dem Gesundheitsbegriff der Weltgesundheitsorganisation (WHO) aus dem Jahre 1946 (!) weitestgehend Rechnung trug:

Gesundheit ist der Zustand vollkommenen körperlichen, geistigen und sozialen Wohlbefindens und nicht allein das Fehlen von Krankheit und Gebrechen.

Ende 1986 – also 40 Jahre später – rückte die WHO in Kopenhagen von dieser Definition ab und will im Blick auf ihre auf das Jahr 2000 ausgerichtete Aktion in Europa „Gesundheit für alle" nunmehr unter Gesundheit folgendes verstehen:

Um einen Zustand volkommenen körperlichen, physischen und sozialen Wohlbefindens zu erreichen, müssen Individuen oder Gruppen in der Lage sein, Sehnsüchte zu identifizieren und zu realisieren, Notwendigkeiten zu befriedigen und die Umwelt zu verändern oder mit der Umwelt zu leben. Gesundheit ist damit eine Voraussetzung für das tägliche Leben, nicht das Ziel unseres Daseins. Gesundheit ist ein positives Konzept, das sowohl soziale und individuelle Bedingungen als auch körperliche Gesundheit zur Voraussetzung hat. Aus diesem Grund liegt die Förderung der Gesundheit nicht allein in der Zuständigkeit des Gesundheitswesens, sondern führt über eine gesunde Lebensführung hinaus zum allgemeinen Wohlbefinden (Ottawa Charta für Gesundheitsförderung 1986).

Nüchterner, zurückhaltender, aber realistischer ist demgegenüber die Definition des Deutschen Ärztetages 1973:

Gesundheit ist nicht eine exakt beschreibbare Qualität. Der Mensch kann sich mehr oder weniger wohlfühlen. Er kann sich trotz objektiv nicht – oder noch nicht – krankhafter Befunde subjektiv nicht gesund fühlen. Hier gibt es ein weites Feld fließender Übergänge, eine „graue Zone" zwischen Gesundheit und Krankheit. Nicht zuletzt aus diesen Gründen ist es bisher nicht gelungen, eine allseits befriedigende Definition des Begriffs „Gesundheit" zu geben.

Noch offener wird von ärztlicher Seite (z. B. Wolfgang *Gerok*) in jüngerer Zeit gefordert, die aktive Mitverantwortung des Patienten bei der Definition des Begriffs Gesundheit stärker zu betonen in dem Sinne, daß vom Patienten auch die Kraft zu erwarten sei, „mit Störungen zu leben, die einen gewissen Grad nicht überschreiten". Und da Gesundheit unter den Lebensbereichen für das eigene Wohlbefinden bekanntlich unangefochten an erster Stelle steht und durch das eigene Verhalten entscheidend mitbestimmt wird, erscheint dieses Postulat nicht ungerechtfertigt. Gesundheit ist also kein statisches Moment, kein Zustand, sondern muß dynamisch stets neu aufgebaut werden, und zwar ein ganzes Leben lang.

Gesundheitswesen

Die Definition des Gesundheitswesens ist an den Verhältnissen in der Bundesrepublik Deutschland orientiert und versucht, der Realität so weit wie möglich gerecht zu werden:
Unter *Gesundheitswesen im engeren Sinne* soll die Gesamtheit der Einrichtungen, Personen, Berufe, Sachmittel, normativen Regelungen und Maßnahmen verstanden werden, die in erster Linie das Ziel verfolgen, die Gesundheit der Bevölkerung zu erhalten, zu fördern, herzustellen oder wiederherzustellen.

Es umfaßt den ganzen Komplex der *professionellen* medizinischen und gesundheitsbezogenen Leistungsbereiche.

Insbesondere sind hier zu nennen:

- gesetzliche Vorschriften und Rechtsverordnungen, Rechtssetzung durch höchstrichterliche Rechtsprechung, satzungsrechtliche Bestimmungen der Selbstverwaltungsorgane in der GKV;
- die gesetzliche und private Krankenversicherung;
- Ärzte, Zahnärzte, Apotheker sowie deren Kammern und Vereinigungen;
- nichtärztliche Heilberufe, Heilpraktiker, nichtärztliche Psychotherapeuten;
- Einrichtungen der ambulanten, semistationären und stationären Versorgung (ärztliche und nichtärztliche Praxen, Polikliniken, Sozialstationen, Krankenhäuser u. a.);
- Öffentlicher Gesundheitsdienst;
- Arzneimittelhersteller, -großhandel, Apotheken;
- supra- und internationale Regelungen und Einrichtungen.

Das *Gesundheitswesen im weiteren Sinne* schließt jene medizinischen Leistungen mit ein, die im Rahmen des *Laien*systems erbracht werden. Von Bedeutung sind hier v. a. die gesundheitsbezogenen Leistungen im familiären Bereich.

Ebenso berücksichtigt diese weitgefaßte Begriffsbestimmung die gesundheitsrelevanten Aktivitäten von Selbsthilfegruppen im Gesundheitswesen (Deutsche Rheuma-Liga, Deutsche Krebshilfe, Anonyme Alkoholiker u. a.).

1 Rechtliche Grundlagen

Im wesentlichen wird der Rechtsrahmen für unser Gesundheitswesen gezogen durch Gesetzgebung und Rechtsverordnungen, durch die Rechtsprechung und durch das Satzungsrecht (vgl. Abb. 1). Wie die anderen Bereiche der sozialen Sicherung muß sich auch das Gesundheitswesen an den Normen des Grundgesetzes (GG) ausrichten. So regelt z.B. Art. 74 GG die Zuständigkeits- und Organisationsnormen für Bund und Länder im Rahmen der konkurrierenden Gesetzgebung. Nach Art. 74 Nr. 19 und 19a ist der Bund zuständig für Maßnahmen gegen gemeingefährliche und übertragbare Krankheiten, für die Zulassung zu ärztlichen und anderen Heilberufen und zum Heilgewerbe sowie für die wirtschaftliche Sicherung der Krankenhäuser mit der Regelung der Krankenhauspflegesätze. Daraus resultierende Gesetze sind etwa die Bundesärzteordnung, das Zahnheilkundegesetz, die Bundesapothekerordnung, das Krankenpflegegesetz, das Gesetz über technische Assistenten in der Medizin, das Arzneimittelgesetz, das Gesetz über das Apothekerwesen, das Betäubungsmittelgesetz, mehrere Krankenhausgesetze und die Bundespflegesatzverordnung. Ferner ist der Bund zuständig für die Reichsversicherungsordnung (RVO), in der u.a. die Gesetzliche Krankenversicherung und das Kassenarztrecht geregelt sind. Schließlich darf auch die Bundesverantwortung für den sehr weit zu sehenden „Ordnungsrahmen" unseres Gesundheitswesens etwa in den Bereichen einheitlicher Gebührenordnungen für Ärzte und Zahnärzte oder der „Konzertierten Aktion im Gesundheitswesen" nicht unerwähnt bleiben.

Im Krankenhausbereich z.B. gibt es aber auch Krankenhausgesetze der Länder; grundsätzlich ist das Gesundheitswesen nämlich Ländersache, die daher u.a. auch die für unser Gesundheitswesen so wichtigen Heilberufsgesetze erlassen haben.

Wachsende Bedeutung kam in den letzten 2 Jahrzehnten der Rechtsprechung der Sozialgerichte insbesondere deshalb zu, weil sie die Tendenz in der Gesetzgebung zu einer ständigen Ausweitung des Lei-

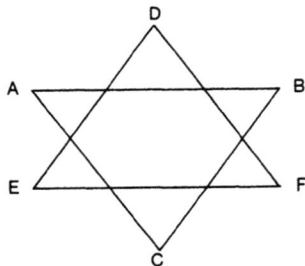

Abb. 3 Mögliche Orientierungsdaten bei Einführung neuer Leistungen im Gesundheitswesen. *A* Eigenvorsorgeniveau, *B* Beitragssatzniveau, *C* Versorgungsniveau (Effektivität der Versorgung mit Gesundheitsleistungen), *D* Kostenniveau, *E* Ärzteeinkommensniveau, *F* Volkswirtschaftliches Einkommensniveau

[*Quelle:* Buchholz E. H.: „Krankenversicherung (ohne Kassenarzt- und Verbänderecht)." In: Deutscher Sozialgerichtsverband (Hrsg.) *Sozialrechtsprechung. Verantwortung für den sozialen Rechtsstaat. Festschrift zum 25 jährigen Bestehen des Bundessozialgerichts.* Köln 1978, S. 248]

stungsangebots mit rechtschöpfender Wirkung stark unterstützte, ohne Rücksichten auf irgendwelche Orientierungsdaten zu nehmen (vgl. Abb. 3) oder öffentlichen Kontrollen wie der Gesetzgeber unterworfen zu sein. Zu Recht hat Kurt *Friede*, der ehemalige Geschäftsführer des Bundesverbandes der Betriebskrankenkassen, die Sozialgerichte 1986 in einem Vortrag ermahnt: „Behalten Sie auch die finanziellen Auswirkungen Ihrer Rechtsprechung stets im Auge!" (*Die Sozialgerichtsbarkeit*, H. 12/1986, S. 489). Solche Appelle sind aber nicht ausreichend; es ist zu prüfen, ob die Sozialgerichte zur Beachtung bestimmter Orientierungsdaten, wie sie in Abb. 3 angedeutet sind, nicht verpflichtet werden könnten.

Die 3. Quelle für zusätzliche Leistungen im Gesundheitswesen stellt neben Gesetzgebung und Rechtsprechung das Satzungsrecht der Selbstverwaltung in der Gesetzlichen Krankenversicherung dar, die aber für den gesamten Leistungsrahmen im Vergleich zu den Anfängen der GKV heute kaum mehr ins Gewicht fällt.

Stark an Gewicht gewonnen hat dagegen das Vertragsrecht im Rechtsgefüge unseres Gesundheitswesens. Unter dem Zwang der Kostendämpfung und den damit verbundenen Interventionsdrohungen des Gesetzgebers hat sich insbesondere zwischen den Ärzten als Leistungserbringern und den Krankenkassen als Kostenträgern die Praxis durchgesetzt, so viel wie möglich unter den Vertragsparteien im Wege der Vereinbarung zu regeln. Die damit gewonnenen positiven Erfahrungen lassen die Probleme in jenen Leistungsbereichen, wo vorhandenes Vertragsrecht noch nicht konsequent genutzt wird – wie zwischen Krankenkassen und Krankenhäusern –, oder wo ein vergleichbares Vertragsrecht (noch) nicht zur Verfügung steht – wie zwischen Krankenkassen und Pharmaindustrie – immer deutlicher zutage treten und provozieren neuen Handlungsbedarf des Gesetzgebers.

Der Vollständigkeit halber sei noch erwähnt, daß zu den rechtlichen Grundlagen unseres Gesundheitswesens auch die (natürlich sehr wichtige) Verfassungsrechtsprechung zählt, ebenso die Verwaltungsanordnungen und Erlasse, die Richtlinien (z. B. der Bewertungsausschüsse, der Ausschüsse „Ärzte – Krankenkassen" oder der Spitzenverbände der GKV) und sogar die Geschäftsbedingungen, wie sie etwa im Bereich der Privaten Krankenversicherung Anwendung finden.

Sinn und Zweck aller rechtlich relevanten Regelungen eines Gesundheitswesens bestehen darin, die gesundheitliche Versorgung der Bevölkerung sicherzustellen: in Vorsorge und Früherkennung, Diagnostik, Therapie und Rehabilitation.

2 Versorgungseinrichtungen

Die Versorgungseinrichtungen unseres Gesundheitswesens bestehen aus dem Öffentlichen Gesundheitsdienst und aus Einrichtungen, die teils privat-, teils öffentlich-rechtlicher Art sind und sich in die 3 großen „Säulen" ambulante Versorgung, stationäre Versorgung und Arzneimittelversorgung integrieren lassen (vgl. Abb. 1).

2.1 Öffentlicher Gesundheitsdienst

Als „Öffentlicher Gesundheitsdienst" werden die Gesundheitsbehörden des Bundes, der Länder, der Bezirksregierungen und die ihnen beigeordneten und unterstellten medizinischen Hilfsinstitutionen, ferner die staatlichen und kommunalen Gesundheitsämter zusammengefaßt. Der organisatorische Aufbau des Öffentlichen Gesundheitsdienstes ist in Abb. 4 übersichtlich dargestellt.

Wahrgenommen wird der Öffentliche Gesundheitsdienst schwerpunktmäßig von den staatlichen oder kommunalen Gesundheitsämtern, die im Gebiet der Bundesrepublik Deutschland seit dem Gesetz zur Vereinheitlichung des Gesundheitswesens von 1934 in sämtlichen Stadt- und Landkreisen bestehen. Über ihre ursprünglichen gesundheitspolizeilichen Aufgaben, der Bekämpfung übertragbarer Krankheiten, der Aufsicht über Medizinalpersonen und der Überwachung der allgemeinen Hygiene sind die Gesundheitsämter heute weit hinausgewachsen, wie Umfang und Struktur ihrer Aufgabenbereiche in Abb. 5 verdeutlichen.

Zu den wichtigsten Aufgaben der Gesundheitsämter zählt nach wie vor der Gesundheitsschutz – und dabei insbesondere die Schutzimpfung. Nach § 14 Abs. 4 Bundesseuchengesetz (BSeuchG) können die obersten Landesgesundheitsbehörden bestimmen, daß die Gesundheitsämter in öffentlichen Terminen unentgeltliche Schutzimpfungen gegen bestimmte übertragbare Krankheiten durchführen. Die Kosten

Obere Verwaltungsebene
a) im Bund

| Gesundheitsausschuß des Bundestages | Bundesgesundheits- ministerium | Bundesgesundheitsrat |

| Bundesgesundheitsamt |

Von anderen Ministerien und Ämtern wahrgenommene Aufgaben des Gesundheitswesens: Arbeitsschutz, Strahlenschutz, Wasserwirtschaft, Jugendpflege und Leibesübungen, Tierseuchenbekämpfung, Kontrolle der Nahrungsmittel, San.-Dientste der Bundeswehr und im zivilen Bevölkerungsschutz, Bevölkerungs- und Gesundheitsstatistik, Sozialversicherung, Sozialhilfe.

b) in den Ländern

| Gesundheitsausschuß des Landtages | Gesundheitsministerien bzw. Gesundh.-Abteilungen der Länder | Landesgesundheitsbeirat |

Von anderen Ministerien und Ämtern wahrgenommene Aufgaben des Gesundheitswesens: wie oben

Mittlere Verwaltungsebene

(Gesundheitsbehörden in den Regierugnsbezirken sind in Abhängigkeit vom Verwaltungsaufbau in einem Teil der Bundesländer nicht vorhanden. Die betr. Aufgaben werden in diesen Fällen von den Landesgesundheitsministerien (bzw.) -ämtern mit wahrgenommen.)

| Lebensmittelchem. und Veterinär-Untersuchungsämter | Medizinalabteilungen bei den Regierungspräsidenten | Landeskrankenhäuser und Heime |

| Medizinal-Untersuchungsämter | Landesgewerbeärzte |

| Landes- oder Bezirks-Jugendämer | Landes- oder Bezirks-Sozialämter | Wasserwirtschafts-Behörden | Gewerbeaufsichtsämter |

Untere Verwaltungsebene
(Gesundheitsbehörden in den Stadt- und Landeskreisen)

| Gesundheitsämer |

| Sozialämter | Heime | Kommunale Krankenanstalten | Jugend- und Sportämter |

Abb. 4. Organisation des Öffentlichen Gesundheitsdienstes

[*Quelle:* Gärtner, H., Das Gesundheitswesen im modernen Staat, in: Gärtner, H., Reploh, H. (Hrsg.) *Lehrbuch der Hygiene. Präventive Medizin,* 2. Aufl., Stuttgart 1969, S. 19]

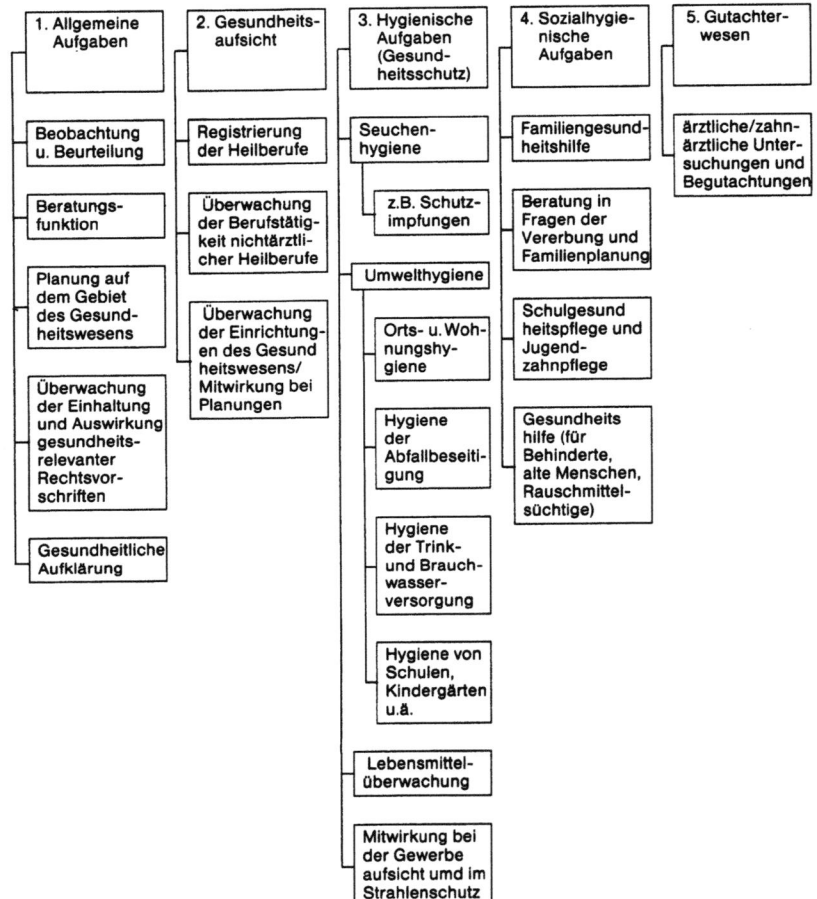

Abb. 5. Aufgabenbereiche der Gesundheitsämter

[*Quelle:* Hopf, E. J./Moritzen, P.: *Öffentliches Gesundheitswesen, Strukturanalyse des Gesundheitswesens in Schleswig-Holstein,* Bd. 3, Kiel 1978, S. 67 f.]

hierfür sind nach § 62 Abs. 1 BSeuchG aus öffentlichen Mitteln zu bestreiten, soweit nicht aufgrund anderweitiger gesetzlicher Vorschriften oder aufgrund Vertrages Dritte zur Kostentragung verpflichtet sind.

Von der Möglichkeit, in öffentlichen Terminen unentgeltliche Schutzimpfungen selbst gegen die hauptsächlichsten übertragbaren Krankheiten durchzuführen, machen die Gesundheitsämter jedoch nicht überall in wünschenswertem Maße Gebrauch. Diese unbefriedigende Situation hat dazu geführt, daß die meisten Krankenkassen im Interesse ihrer Versicherten die Kosten für vorbeugende Schutzimpfungen übernehmen, wenn ein anderer Kostenträger hierfür nicht in Betracht kommt.

Eine Kostenübernahme durch die Krankenkasse kann allerdings nur dann erfolgen, wenn diese eine entsprechende Regelung in der Satzung getroffen hat (vgl. § 187 Abs. 1 Satz 1 Nr. 2 RVO).

In fast allen Bundesländern haben die dortigen Landesverbände der Krankenkassen mit den zuständigen Kassenärztlichen Vereinigungen Rahmenverträge geschlossen, die eine Übernahme der Kosten für Schutzimpfungen durch die Krankenkassen vorsehen. Nach diesen Verträgen hat der Versicherte die Möglichkeit, sich gegen bestimmte Infektionskrankheiten (z.B. Diphterie, Virus-B-Hepatitis, Influenza, Keuchhusten, Kinderlähmung, Masern, Mumps, Röteln, Tuberkulose, Wundstarrkrampf) vom Hausarzt impfen zu lassen. Seinen Anspruch weist der Versicherte durch Übergabe eines Krankenscheines nach. Die Ersatzkassenverbände und die Kassenärztliche Bundesvereinigung haben seit 1984 ebenfalls eine Vereinbarung zur „Durchführung von aktiven Schutzimpfungen gegen im Inland übliche übertragbare Krankheiten im Rahmen der vertragsärztlichen Versorgung."

Solche Ersatzmaßnahmen der Krankenkassen und Ärzte hängen aber von der freiwilligen Teilnahme der Versicherten ab und bergen daher stets die ernste Gefahr eines relativ großen Ansteckungspotentials in der nicht geimpften Bevölkerung. Deshalb ist es mit Klagen des Bundesgesundheitsministeriums über mangelhafte Impfquoten und zunehmende Impfmüdigkeit nicht getan, wenn es auf den wirksamen Impfschutz der *ganzen* Bevölkerung ankommt (Pflichtschutzimpfung). Und deshalb eignen sich die meisten der dem Gesundheitswesen zuzurechnenden Aufgaben im „Privatisierungskatalog" des Bundesverbandes Freier Berufe auch nicht für eine (totale) Privatisierung (z.B. des Jugendärztlichen Dienstes, der Verkehrstauglichkeitsuntersuchungen,

Tabelle 2. Gesundheitsämter und Personal in Gesundheitsämtern nach ausgewählten Fachrichtungen

	Zahl der Gesundheitsämter	Ärzte[a]	Zahnärzte[b]	Gesundheitsaufseher	Sozialarbeiter
1960	502	4335	2305	938[c]	4347
1970	493	4905	2474	795	4026
1975	341	2473	1358	904	2660
1977	337	4166	1704	905	2498
1982	320	4058	1897	1002	2491
1983[d]	315	3879	2023	963	2437

[a] Bis 1976 nur hauptamtliche Ärzte, ab 1977 haupt- und nebenberufliche Ärzte.
[b] Haupt- und nebenamtliche Zahnärzte.
[c] Enthalten ist die Zahl der Desinfektoren.
[d] Ohne Saarland.
[*Quelle: Daten des Gesundheitswesens*, Ausgabe 1985, (Hrsg. BMJFG), S. 240]

Kommentar:
Von 1970 bis 1975 ging die Gesamtzahl der hauptamtlichen Ärzte um rund 50%, der hauptamtlichen Zahnärzte um rund 45% zurück.

Danach ist wieder ein Anstieg zu verzeichnen, wobei im zahlenmäßig günstigsten Jahr 1977 bei den Ärzten der Stand von 1970 immer noch um 15% unterschritten wurde. 1983 waren zwar 57% mehr Ärzte in Gesundheitsämtern beschäftigt als 1975, aber immerhin 21% weniger als 1970.

Darüber hinaus ist anzumerken, daß am 31.12. 1983 von den 3879 Ärzten 42% und von den 2023 Zahnärzten 85% nebenamtlich tätig waren.

Bei den hauptamtlichen Ärzten lag der Anteil derjenigen mit staatsärztlicher Prüfung bei nur 35,7%.

Am 31.12. 1983 bestanden in den Ländern der Bundesrepublik Deutschland (ohne Saarland)
– 154 Gesundheitsämter als staatliche Sonderbehörden,
– 161 Gesundheitsämter als kommunale Einrichtungen, d. h. als Ämter der Bezirks-, Kreis- und Stadtverwaltungen.

im Adoptions- und Pflegekinderwesen, im Drogen- und Suchtbereich, der Schutzimpfungen, der Reihenuntersuchungen oder der zahnmedizinischen Prophylaxe), wenn auch durch die unverantwortlichen Unterlassungen staatlicher Träger des Öffentlichen Gesundheitsdienstes seit Jahren eine „schleichende Privatisierung" im Gange ist, die trotz gravierender Entlastung öffentlicher Haushalte ständig wachsende Gesundheitsrisiken im Gefolge hat, so daß Fachleute zu Recht von „tickenden Zeitbomben" sprechen.

Als Hauptursache für diese Entwicklung wird meist der Mangel an finanziellen Mitteln und an Fachpersonal genannt (vgl. Tabelle 2). Und da die Hoffnung, daß hier mittelfristig entscheidende Änderungen eintreten könnten, offenbar gering ist, hat nicht nur der Bundesverband Freier Berufe „Möglichkeiten einer verstärkten Verlagerung öffentlicher Dienstleistungen auf freiberuflich Tätige" untersuchen lassen (1983), sondern auch die Landtage von Rheinland-Pfalz (1983) und Baden-Württemberg (1984). Um so mehr muß es da überraschen, daß Untersuchungen über Umfang und Struktur der mit der „schleichenden Privatisierung" einhergehenden Kostenverlagerung weder bei den Spitzenverbänden der Krankenkassen angestellt wurden noch bei den dafür zuständigen Verbänden und Einrichtungen der Wirtschaft.

2.2 Ambulante ärztliche Versorgung

Im System der allgemeinen Gesundheitsversorgung der Bevölkerung in der Bundesrepublik Deutschland kommt der ambulanten Versorgung – in Abb. 6 gekennzeichnet durch das „Vierecksverhältnis" Ärzte/Kassenmitglieder/Krankenkassen/Kassenärztliche Vereinigungen – zentrale Bedeutung zu.

Unter ambulanter (ärztlicher *und* zahnärztlicher) Versorgung soll der Teil der medizinischen Versorgung verstanden werden, „der erfolgen kann, ohne daß der Betroffene zeitweise aus seinem Wohnbereich herausgelöst werden muß. Er kann zur Diagnostik und/oder Therapie entweder eine Einrichtung aufsuchen, oder er wird bei Bettlägerigkeit zuhause versorgt" (Rosenberg, P.. *Möglichkeiten der Reform des Gesundheitswesens in der Bundesrepublik Deutschland.* Göttingen, 1975). Die Maßnahmen der ambulanten Versorgung werden größtenteils von Ärzten einschließlich deren Hilfspersonal erbracht, wobei es sich überwiegend um niedergelassene Ärzte handelt, von denen wiederum der größte Teil Kassenärzte sind.

Die Zulassung als Kassenarzt erfolgt durch den von Vertretern der Kassenärztlichen Vereinigungen (KVen) und der Landesverbände der Krankenkassen paritätisch besetzten Zulassungsausschuß. Voraussetzungen für die Zulassung sind die Approbation als Arzt und die Eintragung in das Arztregister der Kassenärztlichen Vereinigung nach Ableistung der Vorbereitungszeit. An der kassenärztlichen Versorgung können ferner auch Ärzte oder ärztlich geleitete Einrichtungen von Kassenärztlichen Vereinigungen beteiligt oder ermächtigt werden.

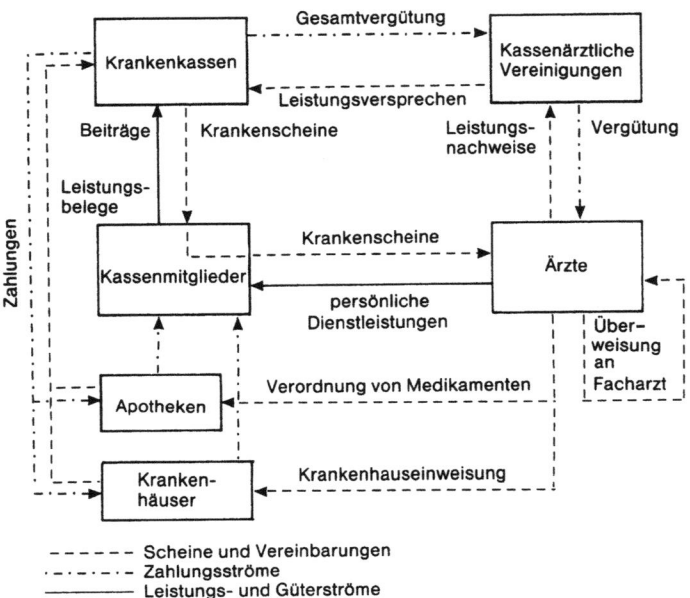

------ Scheine und Vereinbarungen
·-·-·-·- Zahlungsströme
———— Leistungs- und Güterströme

Abb. 6. Das System der ambulanten und stationären Gesundheitsversorgung in der Bundesrepublik Deutschland

[*Quelle:* Lampert, H.; *Lehrbuch der Sozialpolitik*, Berlin/Heidelberg, 1985, S. 160]

§ 368 Abs. 1 RVO gibt den Trägern der GKV und den KVen den gesetzlichen Auftrag zur Sicherstellung der ambulanten Versorgung: „Ärzte, Zahnärzte und Krankenkassen ... wirken zur Sicherstellung der ärztlichen Versorgung der Versicherten und ihrer Angehörigen (kassenärztliche Versorgung) zusammen." Nach § 368n Abs. 1 RVO haben die KVen und die Kassenärztliche Bundesvereinigung (KBV) die „den Krankenkassen obliegende ärztliche Versorgung sicherzustellen und den Krankenkassen und ihren Verbänden gegenüber die Gewähr dafür zu übernehmen, daß die kassenärztliche Versorgung den gesetzlichen und vertraglichen Erfordernissen entspricht. Die Vereinigungen haben die Rechte der Kassenärzte gegenüber den Krankenkassen wahrzunehmen. Sie haben die Erfüllung der den Kassenärzten obliegenden Pflichten zu überwachen ..." Zu den Maßnahmen der ambu-

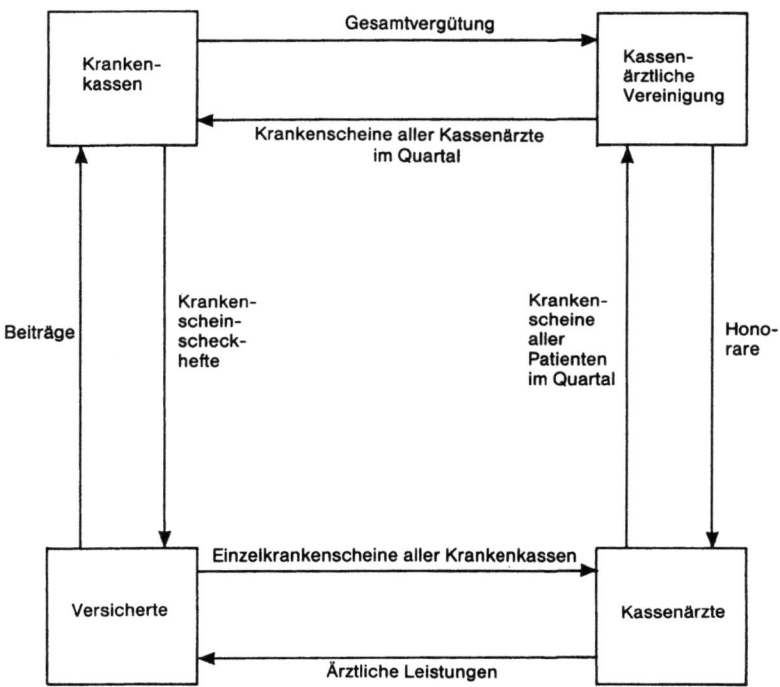

Abb. 7. System der kassenärztlichen Versorgung (Vierecksverhältnis)

[*Quelle*: Kruse, O.: *Strukturanalyse der kassenärztlichen Versorgung.* Kiel 1977]

lanten Versorgung zählen neben Diagnostik und Therapie auch Vorsorge und Früherkennung. Im einzelnen werden die Leistungen der Ärzte und deren Vergütung in Verträgen zwischen den Kassenärztlichen Vereinigungen und den Landesverbänden der Krankenkassen geregelt, wobei etwaige Empfehlungen der Konzertierten Aktion im Gesundheitswesen zu berücksichtigen sind. Abbildung 7 veranschaulicht wie das System der kassenärztlichen Versorgung in der Realität abläuft:

Der Versicherte erhält für seine Beiträge von seiner Krankenkasse Krankenscheinhefte. Gegen Abgabe eines Krankenscheins („Behandlungsausweis") wird der Versicherte vom Kassenarzt medizinisch

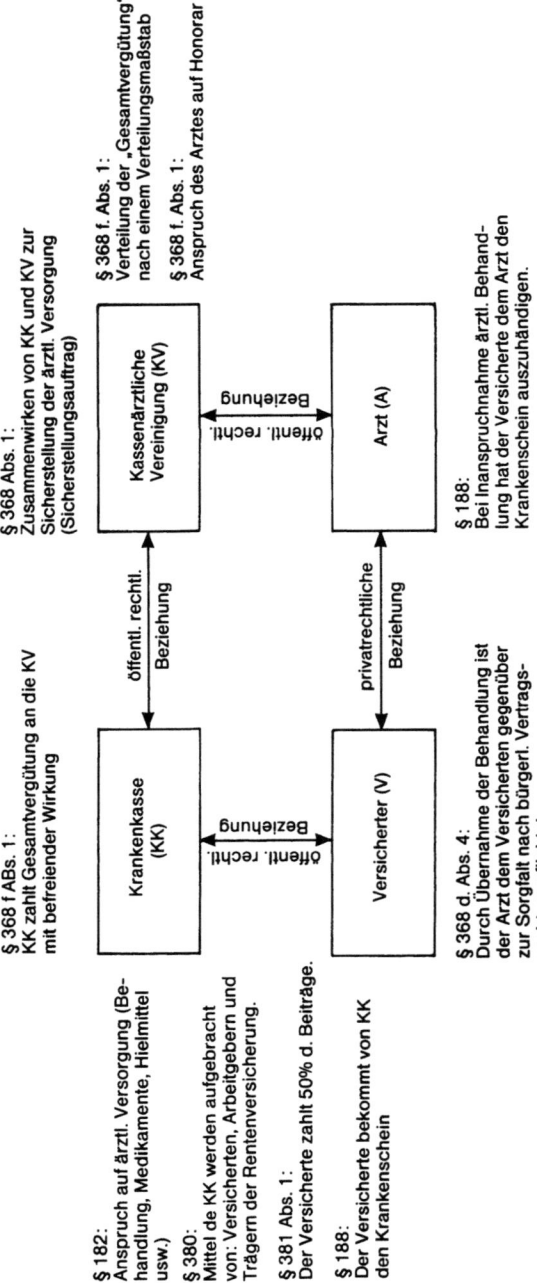

Abb. 8. Rechtliche Grundstruktur der GKV

[*Quelle:* Bundesverband der Ortskrankenkassen (Hrsg.): *System der sozialen Sicherung*, Frankfurt am Main, o. J., S. 53]

behandelt („Sachleistung") oder zur Krankenhauspflege überwiesen. Auf diesen Krankenscheinen vermerken die Kassenärzte alle den jeweiligen Versicherten erbrachten Einzelleistungen eines Quartals und reichen sie weiter an ihre zuständige Kassenärztliche Vereinigung. Diese leitet die Krankenscheine aller ihrer Kassenärzte weiter an die Krankenkassen und erhält von ihnen eine Gesamtvergütung, die sie nach einem eigenen Honorarverteilungsmaßstab auf die Kassenärzte verteilt. Der diesem Regelkreis zugrundeliegenden Rechtsrahmen ist in Abb. 8 dargestellt. Da in der Bundesrepublik Deutschland ca. 92% der Bevölkerung Mitglieder der GKV sind und die Vergütung der ärztlichen Leistungen nach dem Einzelleistungssystem erfolgt, in dem der Arzt selbst Menge und Art der Leistungen bestimmt, kam es 1960–1983 zu der in den Tabellen 3 und 4 aufgezeigten Zunahme des Angebots für die ärztliche und zahnärztliche Versorgung bei entsprechender Abnahme der Arztdichte (Tabelle 5). Dennoch ist bemerkenswert, daß im Zeitraum 1970–1984 die Ausgaben für ärztliche Behandlung (1970 = 100) im Vergleich zu anderen wichtigen Ausgabenblöcken der Krankenkassen am wenigsten zunahmen (Arnold, M.: *Medizin zwischen Kostendämpfung und Fortschritt*. Stuttgart, 1986, S. 42):

ambulante ärztliche Behandlung: 347,
Zahnärztliche Behandlung: 384,
Zahnersatz: 886,
Arznei-, Hilfs- und Heilmittel: 368,
stationäre Behandlung: 553.

Tabelle 3. Veränderungen des Ärzteangebotes (1960–1983)

	Veränderungen in %	
	1960–1970	1970–1983
Ärzte insgesamt	+25,6	+48,0
Niedergelassene Ärzte	+ 3,1	+28,5
– Ärzte für Allgemeinmedizin	– 6,8	+ 4,2
– Fachärzte	+18,4	+58,3
Krankenhausärzte	+50,7	+68,0
– Hauptamtliche Ärzte	+70,7	+79,1

[*Quelle: Daten des Gesundheitswesens*, Ausgabe 1985, (Hrsg.) BMJFG), S. 231; eigene Berechnungen]

Tabelle 4. *a) Ärztliche und zahnärztliche Versorgung*

Jahr	Ärzte - insgesamt	- in freier Praxis [%]	- hauptamtlich im Krankenhaus [%]	- in Verwaltung und Forschung [%]
1960	79350	62,0	28,0	9,4
1970	99654	50,9	38,8	10,3
1983[a]	147467	44,2	46,9	8,8

b) Berufstätige Ärzte in freier Praxis

Jahr	Ärzte insgesamt	Ärzte für All- gemeinmedizin [%]	Fachärzte [%]
1960	49225	61,0	39,0
1970	50731	55,0	44,8
1983[a]	65198	44,8	55,2

c) Zahnärzte

1960	32509
1970	31175
1983[a]	33713

[a] Ohne Saarland.
[*Quelle: Daten des Gesundheitswesens*, Ausgabe 1985, (Hrsg.) BMJFG), S.229, S.231 und S.264; eigene Berechnungen]

Tabelle 5. Arztdichte (Einwohner/Arzt)

	1960	1970	1983
Ärzte insgesamt	703	612	409
Niedergelassene Ärzte	1133	1202	924
- Ärzte für Allgemeinmedizin	1858	2178	2064
- Fachärzte	2905	2682	1673
Krankenhausärzte (hauptamtliche)	2463	1577	885

[*Quelle: Daten des Gesundheitswesens*, Ausgabe 1985, (Hrsg. BMJFG), S.229 und S.231; eigene Berechnungen]

Angesichts dieser Entwicklung ist es verständlich, wenn die Kassenärzte es beklagen, daß die Beiträge anderer wichtiger Sektoren zur Kostendämpfung im Gesundheitswesen so weit hinter ihren zurückstehen. Andererseits sind die Krankenkassen insbesondere über das ständige Wachstum des Ärzteangebots („Ärzteschwemme") besorgt und um die damit einhergehende starke Zunahme der Fachärzte (vgl. Tabellen 3-5) mit hohen Fallzahlen und Ausgaben je Fall. Auch die immer noch zu hohe Bewertung technischer im Verhältnis zu den ärztlichen Leistungen wird – übrigens auch von den KVen – als korrekturbedürftig erachtet; inwieweit es gelang, in dem noch 1987 in Kraft tretenden neuen „Einheitlichen Bewertungsmaßstab" (EBM) solche Strukturmängel im Vergütungssystem kassenärztlicher Leistungen wirksam zu beseitigen, bleibt abzuwarten. Von großem Gewicht sind die vorgenommenen Umstrukturierungen deshalb, weil sie nicht nur auf die Leistungen der Fachärzte gerichtet sind, sondern auch Fehlsteuerungen begegnen können, die bis in das Medizinstudium zurückreichen.

Weitere aktuelle Probleme, deren sich die gemeinsame Selbstverwaltung der KVen und Krankenkassenverbände zur Verbesserung der ambulanten Versorgung anzunehmen hat, können hier nur stichwortartig aufgezählt werden (ohne Anspruch auf Vollständigkeit oder Gewichtung in der Reihenfolge ihrer Nennung):

- zu häufige Arzt-Patienten-Kontakte,
- Verordnungsverhalten (Verschreibungen, Überweisungen),
- weitere Reduzierung der „Apparatemedizin"/Aufwertung der ärztlichen Leistungen,
- Überversorgung mit teuren Großgeräten,
- Verhältnis ambulante/stationäre Versorgung (vorstationäre Diagnostik, poststationäre Behandlung),
- Überprüfung des Vergütungssystems (zu viele Einzelleistungen?),
- Beachtung des Gebots der Wirtschaftlichkeit ärztlicher Leistungen gemäß § 368 e RVO (zweckmäßig, notwendig, wirtschaftlich, ausreichend),
- Beschränkung der Leistungen je Fall (Fallwerte),
- bessere Vorbereitung auf die Kassenarzttätigkeit,
- Verhinderung von Abrechnungsmanipulationen.

Ein ähnlicher Katalog anstehender Korrekturen durch die gemeinsame Selbstverwaltung (oder den Gesetzgeber) läßt sich auch für die kassenzahnärztliche Versorgung aufstellen. Vorauszuschicken ist jedoch, daß die Sachleistung in der kassenzahnärztlichen Behandlung auch durch direkte Selbstbeteiligungen der Versicherten ergänzt wird, und zwar bei der Kieferorthopädie und beim Zahnersatz. Zwar wurden beide Versorgungsbereiche durch Entscheidungen des Bundessozialgerichts von 1972 (Kieferorthopädie) und 1974 (Prothetik) zu Sachleistungen erklärt, doch wurde die Selbstbeteiligung später vom Gesetzgeber wieder eingeführt: 20% bei kieferorthopädischer Behandlung durch das Krankenversicherungskostendämpfungsgesetz von 1977 und 40% der Material- und Laborkosten bei Zahnersatz durch das Krankenversicherungsergänzungsgesetz von 1981. Insofern spielt daher die Gebührenordnung für Zahnärzte (GOZ) auch für Mitglieder der GKV eine Rolle, denn § 182c Abs. 5 RVO erlaubt die sog. Abdingung von der Kassenleistung und damit die Anwendung privatrechtlicher Honorare nach der GOZ. Die Struktur dieser (seit 1965 gültigen) GOZ hat der Bundesminister für Arbeit und Sozialordnung im Juli 1987 zu Lasten der kieferorthopädischen und zahntechnischen und zugunsten der zahnerhaltenden Leistungen geändert, wogegen die Zahnärzte mit einem bundesweiten Behandlungsstreik protestierten.

Der 1985 vom Bundesminister für Arbeit und Sozialordnung berufene „Sachverständigenrat für die Konzertierte Aktion im Gesundheitswesen" legte 1987 sein erstes Jahresgutachten über „Medizinische und ökonomische Orientierung" vor und unterbreitet darin auch Vorschläge zur Weiterentwicklung der zahnmedizinischen Versorgung, aus denen folgende Stichworte entnommen sind:

- Verbesserung der Gesundheitsberatung und Prophylaxe (Gesundheitserziehung, Ernährungsverhalten, Ausbau der jugendzahnärztlichen Dienste, Einführung von Bonuslösungen für Jugendliche u. a.),
- Harmonisierung des Bewertungsmaßstabes (Bema) für zahnärztliche Leistungen (weiterer Abbau der Überhonorierung prothetischer und kieferorthopädischer Leistungen zugunsten prophylaktischer und konservierend-chirurgischer Leistungen durch Vereinbarungen der gemeinsamen Selbstverwaltung),
- entsprechende Bewertungskorrekturen in der GOZ,
- effektivere Qualitätssicherung und Wirtschaftlichkeitsprüfung (Erarbeitung und Verabschiedung qualitätssichernder Richtlinien, qualitätsbezogene Auswertung gespeicherter Daten, effektivere Vorprüfung und Auswertung der Heil- und Kostenpläne durch die Krankenkassen, Einrichtung zahnmedizinischer Beratungsstellen für Versicherte),
- Preiswettbewerb bei zahntechnischen Leistungen (Vereinbarung eines Bema für zahntechnische Leistungen, Preistransparenz auch der Praxislabors),

– verbesserte Abgrenzung von Kassen- und Privatpraxis (keine Kompensierung von Einnahmeausfällen durch Abdingungen nach § 182 c Abs. 5 RVO zu Lasten der Versicherten – ggf. durch entsprechende Änderung der RVO).

Mit diesen – und anderen – Maßnahmen sollen die Kosten für die zahnärztliche Versorgung gesenkt, die Wirtschaftlichkeit der Behandlung verbessert, der Zahnerhaltung der Vorrang vor dem Zahnersatz und Anreize für die (zahn)gesundheitsbewußte Selbstvorsorge der Versicherten gegeben werden.

2.3 Ambulante nichtärztliche Versorgung

Zur ambulanten nichtärztlichen Versorgung zählen jene Einrichtungen, Leistungen und Leistungserbringer, die zur Behandlung oder Versorgung kranker Menschen außerhalb der ambulanten ärztlichen und zahnärztlichen Versorgung beitragen, und zwar unabhängig davon, ob die Leistungserbringer selbständig sind oder nicht. Im wesentlichen zählen dazu die Praxen der Heilpraktiker, Hebammen, Krankengymnasten, Masseure usw., die Gewerbebetriebe der Heilhandwerker, die sich manchmal auch gerne Angehörige der „Gesundheitsfachberufe" nennen, und die Sozialstationen (vgl. Abb. 1). Grundlage dieser zusätzlichen Angebote zur gesundheitlichen Versorgung der Bevölkerung sind auch hier gesetzliche Regelungen.

Obwohl die Krankenkassen die Behandlung durch Heilpraktiker nicht bezahlen, die Versicherten also aus eigener Tasche dafür aufkommen müssen, ist der Trend zur Naturheilkunde so stark, daß die Zahl der Heilpraktiker in der Bundesrepublik Deutschland von 2700 im Jahre 1970 auf 8400 im Jahre 1983 anstieg, die (schätzungsweise) von ca. 5,5 Mio. Menschen im Jahr aufgesucht werden. Das zur gleichen Zeit stark wachsende Angebot von Ärzten führt daher immer wieder zu öffentlichen Forderungen aus der Ärzteschaft, das Recht auf Ausübung der Heilkunde auf Ärzte zu beschränken.

Umgekehrt stellt sich schon seit Jahren die Situation der nichtärztlichen Psychotherapeuten – also der Diplompsychologen – dar, die 1986 sogar eine eigene „Kassenpsychologische Vereinigung" gründeten, um „die Auflösung des kassenärztlichen Behandlungsmonopols" und das „Recht zur selbständigen psychologischen Behandlung auf Krankenschein zu erreichen. Aber die Spitzenverbände der Krankenkassen halten an ihrem Widerstand gegen solche Bestrebungen ebenso fest wie der Gesetzgeber. Sie weisen darauf hin, daß den Diplompsychologen ja die Mitwirkung an der kassenärztlichen Versorgung unter ärztlicher Verantwortung offensteht.

In der Ausgabenstatistik der GKV werden die Heilhandwerker dem sehr heterogenen Bereich der Heil- und Hilfsmittel zugerechnet. Obwohl dessen Anteil an den gesamten Leistungsausgaben der GKV nur 6,2% beträgt, trug er im Zeitraum 1977–1984 mit 5,1 Mrd. DM genausoviel zum jährlich aufsummierten Defizit in der GKV bei wie der Krankenhausbereich, der ca. 33% Anteil an den Gesamtleistungsausgaben der GKV hat. Die einzelnen Teilsektoren haben 1985 folgende Anteile (in %) an den Ausgaben für Leistungen des Bereichs Heil- und Hilfsmittel (Summe = 100%):

physiotherapeutische Leistungen:	29,
Sehhilfen:	23,
Hörhilfen:	6,
orthopädische Hilfsmittel:	18,
Dialyse, Heil- und Hilfsmittel besonderer Art (z.B. Krankenfahrstühle):	20,
Heil- und Hilfsmittel sowie Arzneien von „sonstigen" (z.B. wiederverwendbare Hilfsmittelkosten für Blutkonserven bei ambulanter Behandlung):	4.

Aus Gründen der Systematik gehören zur Gruppe der nichtärztlichen ambulanten Versorgung auch die Zahntechniker mit ihren gewerblich geführten Labors sowie die Betriebe der Medizintechnik.

Wie der Sachverständigenrat in seinem ersten Jahresgutachten (S. 127) feststellt, gab es 1968 erst 2321 Dentallabors mit 14321 Beschäftigten. Nach dem Urteil des Bundessozialgerichts (Zahnersatz wird Sachleistung) und den darauf folgenden Prothetikverträgen von 1975 stiegen die GKV-Ausgaben für Zahnersatz 1975 um über 100% und 1976 um über 27% mit der Folge, daß bis 1978 die Zahl der Dentallabors auf 3203 mit 41200 Beschäftigten wuchs. Aber das war noch längst nicht der Höhepunkt. Obwohl ständig von der Notwendigkeit die Rede war, die GKV-Ausgaben für Zahnersatz zu senken, zählte man 1985 in der Bundesrepublik 4305 Betriebe mit 45600 Beschäftigten.

Hinzu kommen noch die sog. Praxislabors, Labors also, die Zahnärzte selbst unterhalten. Sie beschäftigten 1985 ca. 10850 Zahntechniker, so daß 1985 insgesamt 56450 Zahntechniker – selbständig oder angestellt – tätig waren, was bei 36817 behandelnden Zahnärzten einer Zahnarzt-Zahntechniker-Relation von 1:1,53 entspricht. Dies ist ein signifikanter Indikator für die Überbewertung des Zahnersatzes gegenüber der Zahnerhaltung in unserem Gesundheitswesen, wie auch Vergleichswerte mit anderen Ländern zeigen – z.B. Schweiz (1:0,21), USA (1:0,4) oder Schweden (1:0,25). Nicht minder drastisch ist die Gegenüberstellung der GKV-Ausgaben in 1985 für konservierend-chirurgische Behandlung mit 4,9 Mrd. DM und 7,7 Mrd. DM für Zahnersatz und Zahnkronen, wovon ca. 50% auf zahntechnische Leistungen entfallen. Dabei darf allerdings nicht unerwähnt bleiben, daß die Selbstbeteiligung für Zahnersatz 1977–1984 von 1,35 auf 2,2 Mrd. DM stieg und unter sämtlichen Selbstbeteiligungen der GKV-Versicherten damit 50% beträgt.

So wie die Medizintechnik oft nur Teilbereiche in der Produktion feinmechanischer oder optischer Betriebe abdeckt, gelten auch die in einigen Bundesländern und Stadtstaaten eingerichteten *Sozialstationen* nicht ausschließlich der gesundheitlichen Versorgung der Bevölkerung. Zwar war der Rückgang der traditionellen Gemeindekrankenpflege meist das auslösende Faktum zur Gründung von Sozialstationen, aber in der Regel wurden von Anfang an „gebündelte" Dienste angeboten, d.h. neben der Krankenpflege steht meist auch die Familien- und Altenpflege zur Verbesserung der Versorgung mit ambulanten Diensten in einem überschaubaren Versorgungsbereich. Träger sind v.a. die Verbände der freien Wohlfahrtspflege und die Kommunen. Die Finanzierung dieser personalkostenintensiven Einrichtungen ist aber oft noch unzulänglich. Wenn dem Motto „ambulant vor stationär" auch unter zunehmender Beteiligung der Ärzte mit Hilfe der Sozialstationen künftig mehr Rechnung getragen werden soll, werden sich auch die Sozialversicherungsträger an der Finanzierung der von Sozialstationen erbrachten Leistungen angemessen zu beteiligen haben.

2.4 Stationäre Versorgung

Ob der stationären oder der ambulanten Versorgung der erste Rang in einem Gesundheitswesen zukommt, mag offen bleiben, obwohl zu bedenken ist, daß in der Bundesrepublik Deutschland heute über 90% der Kinder in Krankenhäusern geboren werden und über die Hälfte der Todesfälle sich dort ereignen. Fest steht ferner, daß die stationäre Versorgung in der Bundesrepublik 1985 mit 35 Mrd. DM den größten Einzelposten der GKV-Ausgaben beanspruchte. Da mag es auch für manchen mit dem Gesundheitswesen beruflich Vertrauten überraschend sein zu erfahren, daß geordnete Rechtsgrundlagen der Krankenhausfinanzierung für die gesamte Bundesrepublik erst seit eineinhalb Jahrzehnten bestehen: Erst mit dem Krankenhausfinanzierungsgesetz (KHG) von 1972 wurden Investitionskosten und Betriebskosten rechtlich getrennt (sog. duale Finanzierung), die sog. Mischfinanzierung (Bund/Länder/Gemeinden) eingeführt und ein kostendeckender Pflegesatz vorgeschrieben (vgl. Jung, K.: *Bundespflegesatzverordnung – BPflV '86*. Köln, 1985, S. 37 ff.). Wenn auch dieses KHG damals als „Jahrhundertgesetz" gepriesen wurde und später die damit verbundenen Erwartungen bei weitem nicht erfüllen konnte, hat es sich doch gerade in den ersten Jahren nach seinem Inkrafttreten überaus positiv ausgewirkt: Seit langem anstehende Neubauten konnten errichtet, überalterte Bausubstanzen ersetzt, medizinisch-technische Einrichtungen verbessert, Defizite abgebaut und akute Personalnöte – insbesondere im Bereich der ärztlich-pflegerischen Betreuung – beseitigt werden.

Selbstverständlich waren damit auch entsprechende Kostensteigerungen verbunden, so daß sich der Anteil der Ausgaben für Krankenhauspflege an den Gesamtleistungsausgaben der Krankenkassen wie folgt entwickelte (gemäß Arbeits- und Sozialstatistik des BMA):

1960: 17,5%,
1970: 25,2%,
1975: 30,1%,
1980: 29,6%,
1985: 32,2%.

Rückblickend läßt sich sagen, daß die 1972 vorgenommene Regelung der Investitions- und Betriebskosten zu einer „gesamtwirtschaftlich nicht mehr vertretbaren Maximierung der Krankenhausversorgung" führte, deren Entwicklung durch folgende Erscheinungen gekennzeichnet war [vgl. Eichhorn, S.: „Aufbau eines entscheidungsorientierten Informations- und Berichtswesens im Krankenhaus", *Pilotstudie im Städtischen Krankenhaus Gütersloh*, (Hrsg. Bertelsmann-Stiftung), 1985, S. 8 f.]:

- Trend zur Reduzierung der Zahl der Krankenhäuser (von 3483 im Jahre 1974 auf 3106 im Jahre 1984),
- Tendenz zu größeren Krankenhäusern
  (1974-1984: bei Krankenhäusern unter 100 Betten: −25%, über 200 Betten: +9%),
- Zunahme der Gesamtzahl der Krankenbetten,
- Zunahme der Zahl der Patienten
  (1974-1984: insgesamt: +19,8%, in Akutkrankenhäusern: +17,9%),
- stagnierende Zahl der Pflegetage,
- unterschiedliche Versorgungsstrukturen und Bettendichte in den einzelnen Bundesländern,
- geringe Bereitschaft, unter Anwendung strenger Bedarfskriterien nicht mehr benötigte Krankenhäuser auf andere Ausgaben umzustellen,
- starker Anstieg des Krankenhauspersonals (vgl. Tabelle 6; Anteil der Personalkosten an den Gesamtkosten: ca. 70%),
- starker Anstieg der Gesamtkosten der Krankenhauswirtschaft
  (1974-1982): Kosten je Pflegetag insgesamt + 77,3%,
  Personalkosten insgesamt + 66,8%,
  Kosten des ärztlichen Dienstes + 40,0%,
  Kosten des Pflegedienstes + 74,0%,
  Kosten des medizinisch-technischen Dienstes + 38,3%,
  Sachkosten insgesamt +114,6%,
  Lebensmittelkosten + 45,8%,
  Kosten des medizinischen Bedarfs + 92,8%,
  Energiekosten +284,6%;
- starker Anstieg der Betriebskosten im einzelnen Krankenhaus,
- kritische Hinweise der Wissenschaft, daß die Intensivierung der Krankenhausversorgung und der damit verbundene Anstieg der Krankenhauskosten keineswegs zu einer wesentlichen Verbesserung der Gesundheit der Bevölkerung geführt hat.

Die Faktoren, die diese Fehlentwicklung verursachten, lassen sich (nach S. Eichhorn) entweder der regionalen Krankenhauswirtschaft oder dem einzelnen Krankenhausbetrieb zuordnen.

1) Faktoren der regionalen Krankenhauswirtschaft:
  - Es werden zu viele Krankenhausleistungen produziert (Allokations-Ineffizienzen).

Tabelle 6. Personalentwicklung in den Krankenhäusern

Personal	Jahresende			Veränderungen [%]	
	1960	1970	1983	1960–1983	1970–1983
Krankenhausärzte darunter	30898	46550	78154	+153	+68
– hauptamtliche	22941	38683	70747	+208	+83
– Belegärzte	7601	6865	5759	–24	–10
Krankenhauspflegepersonal	110570	175183	294969	+167	+68

[*Quelle: Daten des Gesundheitswesens*, Ausgabe 1985 (Hrsg.) BMJFG), S. 264; eigene Berechnungen]
Ende 1984 waren insgesamt rund 790000 Personen in Krankenhäusern beschäftigt (ca. 3% der Erwerbstätigen).
Gegenüber 1970 waren das 44% mehr Beschäftigte bzw. 242700 Personen zusätzlich.
[*Quelle: Wirtschaft und Statistik* 8/1986, S. 628]

- Es werden nicht die den Erwartungen und Bedürfnissen der Bürger entsprechenden Arten von Krankenhausleistungen produziert (Prioritäteninneffizienzen).
- Die Krankenhauswirtschaft ist nur unvollkommen mit den anderen Versorgungssektoren des Gesundheitssystems verzahnt und koordiniert; dies gilt insbesondere für die Kommunkation mit der ambulanten Versorgung (Koordinationsineffizienzen).
2) Faktoren des einzelnen Krankenhausbetriebes:
- Die Kosten der Leistungserstellung sind überhöht.
- Ursachen: a) fehlender oder nicht ausreichender Anreiz bzw. Druck oder Zwang zur Durchsetzung kostensenkender Rationalisierungsmaßnahmen; b) institutionelle Rahmenbedingungen induzieren die Unwirtschaftlichkeit.
- Insgesamt handelt es sich hier also um Produktionsineffizienzen.

Ausgehend von der Feststellung, daß „so gut wie alle das Angebot und die Nachfrage bestimmenden Faktoren des stationären Leistungsgeschehens sich geändert haben", weist der Sachverständigenrat für die Konzertierte Aktion im Gesundheitswesen in seinem Jahresgutachten 1987 (S. 100) auch noch auf folgende Umstände hin:

- Größe und Alterszusammensetzung der Wohnbevölkerung,
- Alterszusammensetzung der stationären Patienten,

- Morbidität des eingewiesenen Krankengutes,
- ambulantes Versorgungsniveau (Zahl und fachliche Gliederung der niedergelassenen Ärzte),
- Preis- und Lohnniveau,
- Diagnose- und Therapiemöglichkeiten,
- Medizintechnik.

Unter dem Druck der zahlreichen und mit z. T. großen Machteinflüssen ausgestatteten Interessentengruppen gerade in der Krankenhauswirtschaft konnte der Gesetzgeber längst nicht alle gewonnenen Erfahrungen und Erkenntnisse realisieren, als er mit dem Krankenhausneuordnungsgesetz (KHNG) von 1984 und der Bundespflegesatzverordnung (BPflVO) von 1985 neue rechtliche Grundlagen für die Krankenhausfinanzierung – und damit für eine spürbare Kostendämpfung in der stationären Behandlung – schuf (vgl. Jung, K.: „Bundespflegesatzverordnung '86"). Drei Neuerungen aber, hinter denen sich auch zahlreiche Einzelregelungen verbergen, sind bemerkenswert:

- die Änderung der Investitionsfinanzierung,
- die Stärkung des Vertragsprinzips,
- die Vorauskalkulation von Kosten mit der Möglichkeit, Gewinne oder Verluste zu machen.

Da der Bund an der Finanzierung der Investitionen nicht mehr beteiligt ist, können durch die unterschiedlichen gesetzlichen Regelungen und finanziellen Möglichkeiten in den Ländern schon in kurzer Zeit in Art, Struktur und Qualität der Kapazitäten im Krankenhaus bedenkliche Unterschiede entstehen. Die Möglichkeit, Rationalisierungsinvestitionen nun auch über den Pflegesatz finanzieren zu können, reicht als kompensierender Faktor nicht aus. Erst wenn die gesamten Investitions- und die Betriebskosten aus einer Hand – nämlich von den Krankenkassen – finanziert werden, sind die Voraussetzungen für eine kontinuierliche Entwicklung in der ganzen Bundesrepublik gegeben.

Freilich müßten sich die Krankenkassen und ihre Verbände auf diese Situation so einstellen, daß sie den von der Sache her gebotenen Anforderungen auch gewachsen sind. Gegenwärtig erfüllen sie diese Voraussetzungen nicht einmal für die neuen Möglichkeiten in den Pflegesatzverhandlungen. Das hat ihnen nicht nur Kritik von seiten der Politiker eingetragen; auch der Sachverständigenrat stellt in seinem ersten Gutachten (S. 101) dazu nüchtern fest:

Ohne Zweifel müssen die Krankenkassen den von ihnen selbst geforderten, neuen Gestaltungsspielraum erst auszufüllen lernen. Es bleiben indes Zweifel an dem ernsthaften politischen Willen der Verbände der Krankenassen, zu nachdrücklichen Kostensenkungen im stationären Bereich in voller Verantwortung und notfalls unter Inkaufnahme öffentlicher Konflikte beizutragen angesichts des unter ihnen weitgehend fehlenden Beitragswettbewerbs.

Also *erst* Krankenkassenreform, *dann* Krankenhausreform? Man sollte das in der Politik nicht nur für eine akademische Frage halten!

Bezieht man die öffentliche Diskussion ein in die fundierten Anregungen des Sachverständigenrates oder des verantwortlichen Beamten aus dem BMA, *Karl Jung*, so wird wichtiger Handlungsbedarf v. a. in folgenden Bereichen gesehen:

- Qualifizierung des Managements in Krankenhäusern und Krankenkassen für die erhöhten fachlichen Anforderungen des neuen Krankenhausrechts,
- Reduzierung bzw. Umschichtung des Bettenbestandes (z.B. in der Psychiatrie, in der Kinderheilkunde und Geburtshilfe zugunsten der Orthopädie, Urologie, Gefäßchirurgie und Geriatrie),
- Begleitung dieser Maßnahmen durch entsprechende Personalumschichtungen,
- Vermehrung und Intensivierung der Anstrengungen zur Erfassung, Erklärung und Bewertung des medizinischen Leistungsgeschehens in der stationären Versorgung,
- Reduzierung der in Akutkrankenhäusern untergebrachten Pflegefälle durch bessere Zusammenarbeit von Hausarzt, Angehörigen, Krankenhausträger, Kommune, Sozialstation und – wo vorhanden – geriatrischer Tagesklinik mit dem Ziel einer abgestuften Versorgung zwischen stationärer und nichtstationärer Versorgung,
- weniger Krankenhauseinweisungen durch niedergelassene Ärzte,
- Verbesserung der Verzahnung von ambulanter und stationärer Versorgung,
- Förderung und Kontrolle des Kostenbewußtseins bei Krankenhausärzten und medizinischen Assistenzberufen,
- Vereinbarung wirksamer Anreize für Krankenhäuser zur konsequenten und kontinuierlichen Kostendämpfung,
- Einrichtung von Prüfungsausschüssen für Krankenhäuser und Durchführung von Wirtschaftlichkeitsprüfungen,
- Einbeziehung des vertrauensärztlichen Dienstes (VÄD) in die Beratung der Krankenhäuser und Krankenkassen,

- Einführung von Qualitätssicherungs- und Kontrollmaßnahmen auf neuer Datenbasis,
- Ausbau des Belegarztsystems,
- Sicherstellung von mehr effektiver Mitwirkung der Krankenkassenverbände bei der Krankenhausplanung,
- Vermehrung der Krankenhäuser mit privaten Trägern,
- Überführung der Deutschen Krankenhausgesellschaft (DKG) in eine Körperschaft des öffentlichen Rechts.

Dieser Katalog, der leicht noch um eine Reihe weiterer Anregungen ergänzt werden könnte, darf jedoch keinen falschen Eindruck erwekken. Der Sachverständigenrat bescheinigt der stationären Versorgung ausdrücklich (S. 116):

Der Pflegestandard, die baulichen Voraussetzungen und die technische Ausstattung der Krankenhäuser in der Bundesrepublik sind – von möglichen Ausnahmen abgesehen – vorbildlich.

Und da alle beteiligten Gruppen (die öffentlichen, freigemeinnützigen und privaten Krankenhausträger, die Krankenhausverwalter, die Krankenhausärzte, das Pflegepersonal, die Krankenkassen und – last not least – Bund, Länder und Gemeinden) beteuern, daran auch nichts ändern zu wollen, sind sie aufgerufen, ihre partikularen Interessen dem Gesamtinteresse einer qualitativ hochstehenden und bezahlbaren stationären Versorgung unterzuordnen und daran in Mitverantwortung und Partnerschaft mitzuwirken.

2.5 Kuranstalten und Sanatorien

Im Jahre 1985 besuchten fast 7,5 Mio. Gäste die rund 60 staatlich anerkannten Heilbäder und Kurorte (Mineral- und Moorbäder, Seebäder, Kneippkurorte und heilklimatische Kurorte) in der Bundesrepublik Deutschland; davon erfolgte bei 1,66 Mio. der Aufenthalt mit voller oder teilweiser Kostenübernahme durch einen öffentlich-rechtlichen Sozialleistungsträger (Rentenversicherung, Krankenversicherung).

Obwohl es in der Ärzteschaft immer noch Vorbehalte gegen die Kur als medizinische Therapieform gibt, darf eingeräumt werden, daß sich die Aufgabenstellung der Kuren und Heilverfahren in letzter Zeit erheblich wandelte. Zwar hat die kurmedizinische Behandlung chronischer Krankheiten – wie Rheuma, Kreislauf oder Stoffwechsel – immer noch ihren festen Stellenwert, aber neben dieser kurativen Behandlung gibt es heute das Spektrum von Vor- und Nachsorge samt Prävention, Rehabilitation und Gesundheitserziehung als modernes Konzept einer Kurorttherapie („psycho-sozio-somatische Behandlung"). Sicher kommen die Trends zur Ganzheitsmedizin und Naturheilkunde den Heilbädern und Kurorten ebenso entgegen wie positive Kosten-Nutzen-Verhältnisse für Heilverfahren und Kuren zur Vermeidung von Arbeitsunfähigkeit und Frühinvalidität. Dagegen ist ihr Beitrag zu größerer Eigenverantwortung und konsequent praktiziertem Gesundheitsbewußtsein der Kurgäste nach deren Entlassung in den Alltag vorerst noch mehr Anspruch als Realität. Wie schwer ein so hohes Ziel zu erreichen ist, weiß jedermann; aber wenn der Deutsche Bäderverband sich ihm wirklich ernsthaft verschreibt, muß künftig auf diesem Gebiet während der Kur bedeutend mehr geschehen, denn zu kaum einer anderen Gelegenheit ist der Patient zur Änderung seines Gesundheitsverhaltens besser zu motivieren als während eines Krankenhaus- und Kuraufenthalts. Das sind nicht nur Beiträge zur Kostendämpfung, sondern auch zu mehr Lebensqualität.

2.6 Arzneimittelversorgung

Arzneimitteltherapie ist ein bewährter und unerläßlicher Bestandteil der gesundheitlichen Versorgung der Bevölkerung. Der Versicherte hat Anspruch auf die Arzneimittel, die der Kassenarzt verordnet. Was ein Arzneimittel ist, definiert das „Gesetz über den Verkehr mit Arzneimitteln" (Arzneimittelgesetz, AMG) vom 24.08. 1976 (in Kraft getreten am 01.01. 1978) in den §§ 1–4 relativ weit; im Kern sind Arzneimittel nach § 2 Abs.1 Nr.1 AMG „Stoffe und Zubereitungen aus Stoffen, die dazu bestimmt sind, durch Anwendung am oder im menschlichen oder tierischen Körper Krankheiten, Leiden, Körperschäden oder krankhafte Beschwerden zu heilen, zu lindern, zu verhüten oder zu erkennen". Diese Definition erfaßt neben den Fertigarzneimitteln auch solche Mittel, die für den Einzelfall – z. B. in der Apotheke – nach einer individuellen Rezeptur hergestellt werden. Neben diesen Arzneimitteln im engeren Sinne werden weitere Erzeugnisse, die ebenfalls zu gesundheitlichen Zwecken verwendet werden, den Arzneimitteln gleichgestellt und in das Gesetz einbezogen. Für das heute überwie-

gend gebräuchliche Fertigarzneimittel gelten allerdings noch besondere Bestimmungen – insbesondere über die Zulassungspflicht (§§ 21 ff. AMG), die Kennzeichnung (§ 10 AMG) und die Packungsbeilage (§ 11 AMG).
Eine „optimale Arzneimittelversorgung" (vgl. Rosenberg, P.: *Möglichkeiten der Reform des Gesundheitswesens in der Bundesrepublik Deutschland.* Göttingen, 1975. S. 118 f.) bedingt zunächst,
- daß die Arzneimittel unbedenklich und wirksam sind und in ihrer Zusammensetzung gewisse qualitative Anforderungen erfüllen,
- daß sie in ausreichender Menge zur Verfügung stehen,
- daß die mit der Verteilung und dem Verbrauch von Arzneimitteln befaßten Personengruppen über Wirksamkeit, Nebenwirkungen und Gefahren bei der Einnahme von Medikamenten ausreichend informiert sind.

Daher ist die Entscheidung über die Indikation zu einer Pharmakotherapie – und damit über Auswahl und Dosierung der Arzneimittel – dem Arzt übertragen. Er muß aber bei der Verordnung von Arzneien beachten, daß er das Maß des Notwendigen, Ausreichenden und Zweckmäßigen nicht überschreitet, d.h. daß er in seiner Verordnung Medikamente vorzuziehen hat, die für den angestrebten Behandlungszweck gleich gut, aber billiger sind. Denn: soweit die Arzneimitteltherapie Heilung und Linderung von Krankheiten ermöglicht, erhöht sie die Effektivität der Versorgung. Soweit sie schnellere Heilung bewirkt und stationäre Behandlung vermeiden hilft, erhöht sie auch die Effizienz der Versorgung. Der Grad der Effektivität und der Effizienz hängt allerdings davon ab, ob Arzneimittel im Einzelfall richtig und wirtschaftlich verordnet werden (Sachverständigenrat: *Gutachten 1987*, S. 83).

Medizinische Bedenken gegenüber der Praxis ärztlicher Arzneiverordnungen richten sich v.a. auf unbegründete bzw. nicht begründbare Pharmakotherapien und gegen gewisse Erscheinungsformen der Übermedikation – insbesondere bei älteren Patienten, während für das *wirtschaftliche* Fehlverhalten gleich ein ganzes Bündel von Ursachen aus der öffentlichen Diskussion herausgefiltert werden kann:
- keine oder unzureichende Orientierung an den für die Verordnung von Arzneimitteln vertraglich vereinbarten Höchstbeträgen nach § 368 f. Abs. 6 RVO,

- zu hoher Anteil verordneter Kombinationspräparate (68 %) gegenüber Monopräparaten (32 %), weil die Kombinationspräparate von vielen Wissenschaftlern als therapeutisch oft unzweckmäßig oder als nicht sinnvoll zusammengesetzt bezeichnet werden,
- zu große Beachtung von Patientenwünschen im Verordnungsverhalten (v. a. bei höheren Altersgruppen, die hohe Preise zudem häufig als Indikator für hohe Qualität von Arzneimitteln ansehen),
- Mängel und Schwachstellen in der pharmakologischen Ausbildung während des Medizinstudiums,
- zu wenig neutrale, wissenschaftlich gesicherte pharmakologische Fortbildung für bereits praktizierende Ärzte,
- fehlende Transparenz über den Arzneimittelmarkt und insbesondere über die Arzneimittelpreise,
- ungenügende Bereitschaft, bekannte Preistransparenz bei der Arzneimittelverordnung konsequent zu beachten (Preisvergleichsliste),
- mangelnde Berücksichtigung der Kostenwirkungen bei der Verordnung anderer Darreichungsformen, Wirkstärken und Packungsgrößen,
- zu geringe Beachtung des Verbrauchsverhaltens (Compliance) des jeweiligen Patienten bei der Verordnung von Arzneimitteln; zu wenig darauf zielende Aufklärung und Beratung,
- zu wenig Widerstand vieler Ärzte gegenüber den z.T. massiven Einflüssen der Pharmaberater und der Pharmaindustrie,
- zu große Beeinflussung führender Repräsentanten der Ärzteschaft durch die Pharmaindustrie (Fortbildungsveranstaltungen, Kongreßreisen, Gutachteraufträge, Forschungsaufträge etc.),
- zu enge freiwillige Bindung frei praktizierender Ärzte in ihrer Weiterverschreibung an die klinischen Entlassungsberichte stationär behandelter Patienten.

Diese Auflistung von Ursachen und Determinanten unerwünschten ärztlichen Verordungsverhaltens im Arzneimittelverbrauch erklärt natürlich nicht allein die bisherigen Mißerfolge bei der Kostendämpfung im Arzneimittelbereich, aber es darf auch nicht übersehen werden, daß nach einer Untersuchung des Wissenschaftlichen Instituts der Ortskrankenkassen (WIdO) von 1978 (vgl. auch Tabelle 7) je DM 100 Ausgaben für ärztliche Behandlung ca. DM 80 Ausgaben für Arzneimittel anfallen (zuzüglich DM 30 für Heil- und Hilfsmittel, DM 160 für Krankenhaus, DM 160 für Lohnfortzahlung und DM 40 für Krankengeld).

Tabelle 7. Aufwendungen der GKV für Arzneimittel aus Apotheken 1970-1985

Jahr	Gesamtaufwendungen [in Tausend DM]	Veränderung gegenüber Vorjahr [%]	Anteil an den Leistungsausgaben [%]	Ärztliche Behandlung [in Tausend DM]	Aufwendungen der Aufwendungen für ambulante Behandlung [%]
1970	4 223 997	–	17,71	5 457 907	77,4
1971	4 970 606	17,68	16,79	6 808 926	73,0
1972	5 753 899	15,76	16,65	7 584 192	75,9
1973	6 753 144	17,36	16,47	8 602 160	78,5
1974	7 883 160	16,73	16,02	9 929 575	79,4
1975	8 901 411	12,92	15,30	11 258 521	79,1
1976	9 642 203	8,32	15,16	11 923 082	80,1
1977	9 849 419	2,15	14,78	12 488 910	78,9
1978	10 651 260	8,14	14,90	13 194 415	80,7
1979	11 371 607	6,76	14,68	14 122 375	80,5
1980	12 572 506	10,56	14,63	15 357 921	81,9
1981	13 630 925	8,42	14,78	16 490 887	82,7
1982	13 776 505	1,07	14,86	16 917 106	81,4
1983	14 449 190	4,88	15,07	17 763 470	81,3
1984	15 544 673	7,60	15,01	18 924 105	82,1
1985	16 602 987	6,80	15,27	19 660 048	84,5

[*Quelle:* BMA, Arbeits- und Sozialstatistik]

Der Arzt steuert mit seinem Rezeptblock 70% der Arzneinachfrage und hat damit eine gar nicht hoch genug einzuschätzende Steuerungsfunktion für den Arzneimittelverbrauch (vgl. Lampert, H.: *Sozialpolitik*. Berlin, 1980, S. 237 f.).

Wie sich der Anteil der Ausgaben für Arzneimittel an den gesamten Leistungsausgaben der GKV im Zeitraum 1970-1985 entwickelte, zeigt Tabelle 7.

Hinzu kommen für das Jahr 1984 1,5 Mrd. DM für Selbstbeteiligung, wovon 1,1 Mrd. DM auf die Arzneiblattgebühr entfielen und 0,4 Mrd. DM auf Medikamente, die nicht mehr zu Lasten der GKV verschrieben werden dürfen. Hinzu kommen ferner die privaten Ausgaben für Selbstmedikation, deren Anteil am gesamten Arzneimittelumsatz in der Bundesrepublik 18% beträgt. Ob die tatsächliche Beratung durch Apotheker schon ausreicht, die medizinischen Bedenken gegen diesen großen Umfang der Selbstmedikation zu zerstreuen, ist fraglich, auch wenn man die sozial- und gesundheitspolitischen Bedenken außer acht läßt. Um so mehr überrascht es, daß der Geschäftsführer des größten GKV-Bundesverbandes öffentlich für eine Ausdehnung des Selbstmedikationsmarktes eintritt!

Zur Kostendämpfung im Arzneimittelbereich wurden seit dem Erlaß des Krankenversicherungskostendämpfungsgesetzes von 1977 v.a. die folgenden Maßnahmen ergriffen:

- Vereinbarung eines Arzneimittelhöchstbetrages (§ 368 f. Abs. 6 RVO),
- Einführung einer Rezeptblattgebühr bzw. einer Verordnungsgebühr,
- Ausgrenzung von sog. Bagatellarzneimitteln (gegen Erkältungskrankheiten, Abführmittel und gegen Reisekrankheiten),
- Verabschiedung von Transparenzlisten für 12 besondere Indikationsgebiete durch die „Transparenzkommission" beim Bundesgesundheitsamt,
- Herausgabe von Richtlinien und Preisvergleichslisten durch den Bundesausschuß Ärzte und Krankenkassen, gegen die der BPI nicht weniger als 500 (!) Einwände erhob,
- Selbstbeschränkungsmaßnahmen des Bundesverbandes der Pharmazeutischen Industrie (BPI),
- 2. Novellierung des Arzneimittelgesetzes (1986) – insbesondere zur weiteren Verbesserung der Arzneimittelsicherheit,
- Einführung und monatliche Veröffentlichung des GKV-Arzneimittel(preis)-index durch das WIdO,
- Appelle der Konzertierten Aktion im Gesundheitswesen,
- Appelle des Bundesverbandes der Pharmazeutischen Industrie (BPI) an seine Mitgliedsunternehmen zur Einfrierung der Arzneimittelpreise (für bestimmte Zeiträume).

Es wurde schon angedeutet, daß sich eine Begrenzung des Mengeneffekts im Arzneimittelverbrauch nach § 368 f. Abs. 6 RVO in der Praxis weitgehend als unwirksam erwies. Von der Mengenkomponente zu trennen ist jener Teil der Umsatzsteigerung, der auf Veränderungen im Verordnungsspektrum – andere Arzneimittel, andere Darreichungsformen und Wirkstärken sowie andere Packungsgrößen – zurückzuführen ist (Strukturkomponente). Im Jahre 1984 stiegen die Arzneimittelausgaben aufgrund von Umschichtungen im Verordnungsspektrum – also im Rahmen der Strukturkomponente – um 900 Mio. DM, 1985 um 423 Mio. DM. Aber erst Struktur- *und* Preiskomponente zusammen geben Aufschluß darüber, welcher Anteil der Umsatzentwicklung darauf zurückzuführen ist, daß sich der durchschnittliche Wert je Verordnung verändert hat. Damit ist nun das ganze Augenmerk auf die Preiskomponente zu richten.

Da eine große Zahl völlig identischer Medikamente im Ausland wesentlich billiger ist als im Inland, stellt sich die Frage, weshalb die Arzneimittelpreise in der Bundesrepublik überhöht erscheinen. Die Pharmaindustrie verteidigt ihren völlig freien Gestaltungsspielraum in ihrer Preispolitik v.a. mit ihrem hohen Aufwand an Forschung und Entwicklung. Eine nähere Betrachtung nährt hier allerdings selbst dann Skepsis, wenn man sich ganz auf die Angaben des Bundesverbandes der Pharmazeutischen Industrie verläßt (BPI: *Arzneimittelforschung in Deutschland*, 4. Aufl., Frankfurt, 1985):

Von den ca. 500 Mitgliedsunternehmen des BPI haben nur 25 (5%) Forschungsetats von mehr als 1 Mio. DM pro Jahr. Andererseits haben die Produkte eben dieser Unternehmen einen Anteil von ca. 50% am Umsatz der öffentlichen Apotheken. Dennoch muß gefragt werden, ob die Aufwendungen der gesamten Pharmaindustrie für Forschung und Entwicklung wirklich 15,4% der Gesamtkosten betragen, wie der BPI es in der in Tabelle 8 wiedergegebenen „Kostenstruktur deutscher Pharmaunternehmen" ausweist. „Weiter ist festzustellen, daß die Innovationskomponente den Anstieg der Arzneimittelpreise nur zum geringeren Teil erklärt" (*Jahresgutachten 1987*, S. 90).

Tatsache ist jedenfalls, daß auf dem Arzneimittelmarkt in der Bundesrepublik Deutschland praktisch kein Preiswettbewerb herrscht, weil

Tabelle 8. Kostenstruktur deutscher Pharmaunternehmen

Kostenart	Anteil (%) an Gesamtkosten
1. Herstellungskosten	42,6
2. Forschung und Entwicklung	15,4
3. Lizenzabgaben	1,2
4. Wissenschaftliche Information	12,7
5. Werbung	4,4
6. Vertriebskosten	1,6
7. Verwaltungskosten	7,1
8. Kalkulatorische Zinsen	2,1
9. Kostensteuern	1,6
10. Sonstiges	2,3

[*Quelle:* BPI]

weder die verordnenden Ärzte, noch die abgebenden Apotheker, noch die zahlende GKV und schon gar nicht der konsumierende Patient einen nennenswerten Widerstand gegen Preiserhöhungen der Pharmaunternehmen leisten kann (vgl. *Buchholz, E.H.:* „Welche Macht haben die gesetzlichen Krankenkassen auf dem Arzneimittelmarkt?" In: Röper, B. (Hrsg.) *Wettbewerbsprobleme auf dem Markt für Arzneimittel und staatliche Gesundheitspolitik.* Berlin, 1981). Da also die Pharmaindustrie im Inland keinen Preiswettbewerb zu befürchten hat, konzentriert sie ihre absatzfördernden Maßnahmen um so mehr auf die Produktdiversifikation, auf die Entsendung von Pharmaberatern, auf die Abgabe von Arzneimittelmustern und auf Werbung mit Anzeigen und Prospekten.

Zu der großen Zahl bereits zugelassener Arzneimittel (ob 125 000 oder 145 000, ist dabei unerheblich, wenn 80 % des Apothekenumsatzes auf nur 1000 Arzneimittel entfallen und die der Arzneimittelverordnung der Ärzte zugrundeliegende *Rote Liste* 1986 „nur" 8900 Medikamente ausweist) kommen noch jene, die mit immer größerem Wachstum (1978: 106, 1985: 1296) vom Bundesgesundheitsamt zugelassen werden, obwohl sich 1978-1985 der Anteil der Arzneimittel mit wirklich neuen Stoffen an der Gesamtzahl der Arzneimittel von ca. 40 % auf 14 % verringerte. Oder anders ausgedrückt: Während die Zahl neu zugelassener Arzneimittel mit neuen Stoffen seit 1980 weitgehend stagniert, ist die 4fache Zahl neuer Arzneimittel *ohne* neue Stoffe in dieser Zeit zugelassen worden; das ist praktizierte Produktdiversifikation mit der Folge: zu viele Arzneimittel, zu viele mit zweifelhafter Wirkung und/oder in nicht sinnvoller Kombination!

Ob im Auftrage von Pharmaunternehmen 10 000, 12 000, 15 000 oder gar 18 000 Pharmaberater die Ärzteschaft mit Informationen und kostenlosen Arzneimittelmustern versorgen, kann offen bleiben; zuviele sind es allemal, und die hohen – natürlich voll in die Kalkulation eingehenden – Kosten werden sie auch dann nicht rechtfertigen, wenn einige von ihnen in dem allgemeinen Verdrängungswettbewerb ein paar preiswerte Generika plazieren können.

Aus alledem ergeben sich 2 Fragen:
1) Wo können ergiebige Einsparungspotentiale genutzt werden?
2) Wie können eingesparte Mittel über die Preise an die GKV und ihre Beitragszahler weitergegeben werden?

Zweckmäßigerweise ist zunächst wieder beim Verordnungsverhalten der Ärzte anzusetzen. Das WIdO hat die (tatsächliche) Verordnung von Arzneimitteln untersucht (WIdO: *GKV-Arzneimittelindex. Verordnungsstruktur bei Arzneimitteln der Preisvergleichsliste.* Bonn, 1985), die in der vom Bundesausschuß Ärzte – Krankenkassen herausgegebenen Preisvergleichsliste verzeichnet sind, auf die 1984 ein GKV-Umsatz von 3,6 Mrd. DM entfallen, was einem Anteil von 22,5 % des Fertigarzneimittelumsatzes oder 22,2 % – also nicht einmal einem Viertel – aller Verordnungen entspricht. Das Ergebnis war überwältigend: Wären wirklich die jeweils preisgünstigsten Präparate verschrieben worden, hätte dies zu Minderausgaben von 0,8 bis 1,3 Mrd. DM geführt, was einem Anteil am Umsatz von 21–37 % entspricht. Und in einer anderen Untersuchung (WIdO: *GKV-Arzneimittelindex. Arzneitherapie in der kassen- und vertragsärztlichen Versorgung* ..., 1985) konnte das WIdO nachweisen, daß ein Einsparpotential von 36 % hätte erzielt werden können, wenn 1983 lediglich von den 50 (!) verordnungsstärksten Arzneimitteln die preisgünstigsten gewählt worden wären. Noch etwas höher würde die Einsparungssumme ausfallen, wenn die verordnenden Ärzte auch bei dieser kleinen Zahl von Arzneimitteln auf solche mit zweifelhafter Wirksamkeit ganz verzichteten. Mittel- und längerfristig bieten sich somit im Verordnungsverhalten der Ärzte ganz beträchtliche Einsparungspotentiale an, wenn

– die bereits vorhandenen Möglichkeiten entschlossen und konsequent genutzt werden (Orientierung an der Preisvergleichsliste, verstärkte Generikaverordnung, vermehrte Verschreibung billiger Importarzneimittel etc.),
– neue Möglichkeiten (z. B. durch Erweiterung der Preisvergleichsliste, durch weitere Verbesserung der Transparenz des Arzneimittelangebots etc.) eröffnet werden,
– die Motivation der Ärzteschaft zu wirtschaftlicher Verordnung entscheidend verbessert wird.

Aus der Erfahrung und Erkenntnis, daß die mit Prüfungsverfahren verbundenen Sanktionen – ungeachtet der zweifelhaften Konstruktion der dabei praktizierten Datenorientierung – keine geeignete Grundlage für eine Motivation der Ärzte zu wirtschaftlichem Verhalten sind, wurde in unserem Gesundheitswesen schon lange über Alternativen nachgedacht (vgl. *Buchholz, E. H.:* „Sozialpolitik und Medizinstudium. Kostendämpfung schon im Hörsaal." In: ‚der arbeitgeber', H. 2/3,

1981), und der „Bayern-Vertrag" war auch ein nützlicher Versuch in der Praxis. Der Sachverständigenrat für die Konzertierte Aktion im Gesundheitswesen kommt in seiner Analyse der Arzneimittelversorgung in der Bundesrepublik ebenfalls zu der Schlußfolgerung, daß die Kassenärztlichen Vereinigungen (KVen) vermehrt Verfahren zur individuellen Beratung der Kassenärzte entwickeln und dabei auch Bonus- und Malussysteme einführen sollten, die über den Honorarverteilungsmaßstab abgewickelt werden könnten (*Gutachten 1987*, S. 96 f.). Dem ist uneingeschränkt zuzustimmen – allerdings mit der Ergänzung, daß es zweckmäßig wäre, die Landesverbände der GKV daran zu beteiligen, so wichtig gerade der Honorarverteilungsmaßstab den KVen ansonsten als Instrument für die Verteilung der Gesamtvergütung auch sein mag.

Die GKV, die jene 17 Mrd. DM für Arzneimittelausgaben im Jahre 1985 bezahlt, die nach dem Gesetz auch die gesundheitspolitische und ökonomische Verantwortung für die Verwendung der Beitragsgelder trägt, aber auf dem Arzneimittel„markt" so gut wie ohne Einfluß ist, hat klare Vorstellungen über Art und Größenordnung ihrer Entlastung in diesem Leistungsbereich. Im einzelnen nennt und bewertet sie (vgl. AOK-Bundesverband: *Standpunkt*, Nr. 1/1986) folgende Einsparpotentiale:

- verstärkte Verordnung von Generika (ca. 1 Mrd. DM pro Jahr);
- Aufwendungen der Pharmaindustrie für Pharmaberater, Arzneimittelmuster, Anzeigenwerbung u. ä. (ca. 5 Mrd. DM pro Jahr). Kein Wunder, daß der BPI gerade dieser Position heftig widerspricht; im Kern geht es allerdings um die Zuordnung der sog. wissenschaftlichen Informationen, also insbesondere der Kosten für die Pharmaberater, die allerdings auch nach der Auffassung des Sachverständigenrats (*Gutachten 1987*, S. 93) nicht zu Lasten der GKV gehen sollten;
- verstärkte Einfuhr preiswerter Parallelprodukte (ca. 2 Mrd. DM pro Jahr);
- Reduzierung des Anteils nicht verbrauchter Arzneimittel (ca. 1 Mrd. DM pro Jahr).

Summiert ergibt dies ein – zumindest theoretisches – Einsparpotential von ungefähr 50% der gesamten GKV-Ausgaben für Arzneimittel im Jahre 1985. Und es hat nichts mit Ideologie, Machtkampf o. ä. zu tun, wenn die Spitzenverbände der GKV sich bemühen, diese Einsparpotentiale so weit wie möglich zu realisieren: sie sind gesetzlich dazu verpflichtet! Wie chancenlos sie indessen in diesem Wettstreit mit völlig ungleichen Möglichkeiten sind, hat sich in den vergangenen Jahren oft und eindeutig genug erwiesen. Dennoch wird der um Verständnis für beide Seiten bemühte Gesundheitsökonom mit vorschnellen Urteilen zurückhaltend sein: Da ist ein Wirtschaftszweig, eingebettet in das Ordnungssystem einer freien Marktwirtschaft, dessen Unternehmen im Markt die gleichen Spielräume beanspruchen wie die Unternehmen anderer Sektoren auch – sei es in der Produktgestaltung, im Vertriebswesen, in der Preispolitik oder im Gewinnstreben. Dieses Selbstverständnis determiniert selbstverständlich auch Möglichkeiten und Grenzen der organisierten Interessenvertretung dieses Industriezweiges, des Bundesverbandes der Pharmazeutischen Industrie. Deshalb wird die „Individualität" unternehmerischen Bilanzdenkens stets dominieren über die „Solidarität" verbandspolitischer Verhaltensappelle; und deshalb ist auch das sonst gelegentlich probate Mittel freiwilliger Selbstbeschränkung (vgl. *Buchholz, E. H.*: „Gemeinschaftshilfe. Zur Kooperation von Staat und Wirtschaftsverbänden." In: (Ders.:) *Zwang zur Freiheit*. Tübingen, 1977) hier völlig untauglich!

Andererseits gehört aber zu diesem von der Wirtschaftsordnung gedeckten freien Spiel der Kräfte u. a. auch der Preiswettbewerb unter den Anbietern und eine angemessene Machtposition der Nachfrager. Beides ist auf dem Arzneimittel„markt" nicht gegeben; die Nachfrageseite ist extrem notleidend und zählt daher – wie etwa auch bei den Verbrauchern, Sparern, Mietern oder Steuerzahlern – zu den auf staatliche Unterstützung besonders angewiesenen „Schutzbereichen" (vgl. *Buchholz, E. H.*: „Schutzverbände. Die (un-)organisierten Schutzbedürftigen im modernen Verbändepluralismus". In: (Ders.:) *Zwang zur Freiheit*. Tübingen, 1977). Erschwerend kommt hinzu, daß der Branchenabsatz – unabhängig vom Preisverhalten der Anbieter – durch gesetzliche Regelungen weitestgehend garantiert ist, und zwar auch mittel- und längerfristig. Hat nun aber der Gesetzgeber die Nachfrage nach den Branchenprodukten gesetzlich geregelt und entsteht dadurch ein durch freiwillige Maßnahmen beider „Markt"partner unüberwindbares, permanentes Ungleichgewicht zu Lasten der Nachfrage, ist er aufgerufen, auch die Angebotsseite zumindest soweit gesetzlich zu ordnen, daß beide Seiten ihre Interessen so ausgewogen gegeneinander vertreten können, daß im betreffenden Bereich – hier der Arzneimittelversorgung – ein funktionsfähiger Mechanismus in Partnerschaft zustande kommt, ohne daß ein Partner den anderen anhaltend übervorteilen kann. Daß damit gewisse Freiheitseinbußen auf Anbieterseite einhergehen können, ist der offenbar unverzichtbare Preis für die der Branche zugutekommenden Vorteile. Will der Gesetzgeber diesen Weg nicht gehen, kann er – sofern er auch dabei nicht an der Lobby der Pharmaindustrie scheitert – Maßnahmen und Einrichtungen auf der Nachfrageseite (also der GKV) zulassen, die den Wettbewerb fördern und damit der auch von einigen Nationalökonomen erhobenen Forderung nach „mehr Markt" im Gesundheitswesen Rechnung tragen.

Für den Verkehr mit *Apotheken* bietet schon das geltende Recht gewisse Möglichkeiten, von denen einzelne Krankenkassen und GKV-Landesverbände auch bereits Gebrauch machen, um dort mehr Preiswettbewerb zu initiieren. Hier bekommen die betroffenen Apotheken z.T. auch das beharrliche Festhalten des Gesetzgebers an dem in der Apothekenbetriebsordnung verankerten Substitutionsverbot zu spüren, wonach die ausgehändigten Arzneimittel stets den Verschreibungen des Arztes zu entsprechen haben, was es dem Apotheker unmöglich macht, auch ein anderes Medikament zu verabreichen, das zwar in den Wirkstoffen mit der ärztlichen Entscheidung identisch, aber preiswerter ist. Die GKV-Spitzenverbände und die Spitzenverbände der Ärzteschaft prüfen z.Z. Verfahren, die auch ohne Modifizierung des Substitutionsverbotes Substitutionen ermöglichen; 4 Modelle werden bereits erprobt. Von der Standesführung der Apotheker wird das ganze Vorhaben dankbar begrüßt, weil die Fachkompetenz des Apothekers wieder in den Vordergrund gerückt würde und jeder Versicherte seine „Hausapotheke" wählte, der er sein Vertrauen entgegenbringt.

Diese Haltung der Bundesvereinigung Deutscher Apothekerverbände ist verständlich, denn obwohl nach dem Apothekengesetz den Apothekern die Sicherstellung der Arzneimittelversorgung obliegt, sind die Apotheker in Wirklichkeit Lieferanten ohne eigenen Ermessensspielraum, die keinen Einfluß darauf haben, welches Arzneimittel in welcher Menge und zu welchem Preis abgegeben wird: auf der Basis der völlig freien Preisfestsetzungen durch den Hersteller werden nach der Arzneimittelpreisverordnung zunächst die nach Preisstaffeln festgesetzten Großhandelszuschläge und danach die Apothekenzuschläge erhoben. Nach § 376 Abs.1 RVO haben die Apotheken den Krankenkassen für die Arzneien einen Abschlag von den Preisen der Arzneitaxe in Höhe von 5% zu gewähren. Grundlage der Geschäftsbeziehungen mit den Krankenkassen sind sog. Arzneilieferungsverträge, die auf Bundesebene zwischen der Bundesvereinigung deutscher Apothekerverbände (ABDA) und dem Verband der Angestellten-Krankenkassen abgeschlossen werden und auf Landesebene zwischen den Landesapothekervereinen und den GKV-Landesverbänden.

In ihrem beruflichen Selbstverständnis befindet sich die Apothekerschaft in einer gewissen Identitätskrise, eng verbunden und mitbestimmt durch zunehmenden Wettbewerb und wachsende wirtschaftliche Schwierigkeiten: 1985 gab es in der Bundesrepublik 17 187 öffentliche Apotheken, wobei 294 Neueröffnungen 73 Schließungen gegenüberstanden. Nach Angaben der ABDA arbeiten bereits ca. 40% der Apotheken nicht mehr rentabel – trotz Erweiterung des Sortiments um Nichtpharmaka. Die starke Zunahme der Apothekendichte hat zu dieser Entwicklung sicher viel beigetragen; kamen 1957 noch 7650 Einwohner auf eine Apotheke, so waren es 1970 nur noch 5400 und 1985 gar nur noch 3550. Da ist es verständlich, wenn der ABDA-Präsident die Sicherung der Arbeitsplätze in Apotheken und für Apotheker als verbanspolitisches Ziel ganz obenan stellt, denn von den gegenwärtig ca. 11 000 Pharmaziestudenten wird wohl auch noch der größte Teil in die öffentlichen Apotheken drängen. Aber vielleicht sind bis dahin für die den Apotheken zugeschriebene „Sicherstellung der Arzneimittelversorgung" alte Funktionen reaktiviert und/oder neue eingeführt.

3 Versicherungseinrichtungen

Rechtliche Regelungen, Einrichtungen, Zahl und Struktur der Leistungsanbieter, Leistungsspektrum und Versorgungsstandard wären im Gesundsheitswesen der Bundesrepublik Deutschland in ihren überkommenen und gegenwärtigen Erscheinungsformen völlig undenkbar ohne die 1883 eingeführte Gesetzliche Krankenversicherung. Das wird rasch deutlich, wenn man sich vergegenwärtigt, welche Probleme dadurch entstehen können, daß zwischen die Erwartungen des Kranken und des Arztes die „Barriere der knappen Mittel" (Hans Töns) tritt (vgl. Abb. 9), die in ihrer Wirkung dadurch stark gemildert oder gar ganz aufgehoben wird, daß eine Krankenkasse diese Barriere – wie in Abb. 10 nach H. Töns dargestellt – überwindet. Von den ca. 220 Mrd. DM Gesamtausgaben für Gesundheit im weitesten Sinne im Jahre 1985 wurde genau die Hälfte – also 110 Mrd. DM – von der GKV aufgebracht.

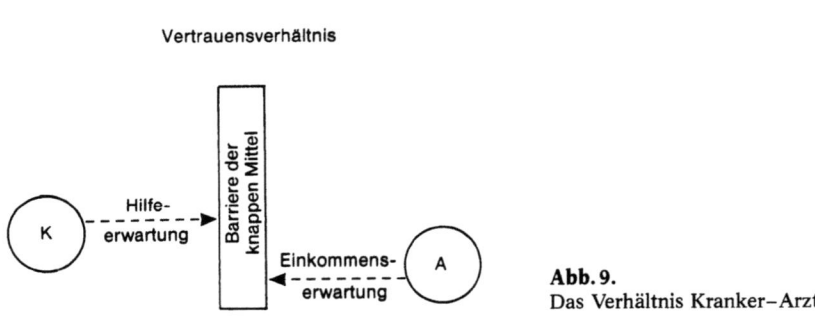

Abb. 9.
Das Verhältnis Kranker–Arzt

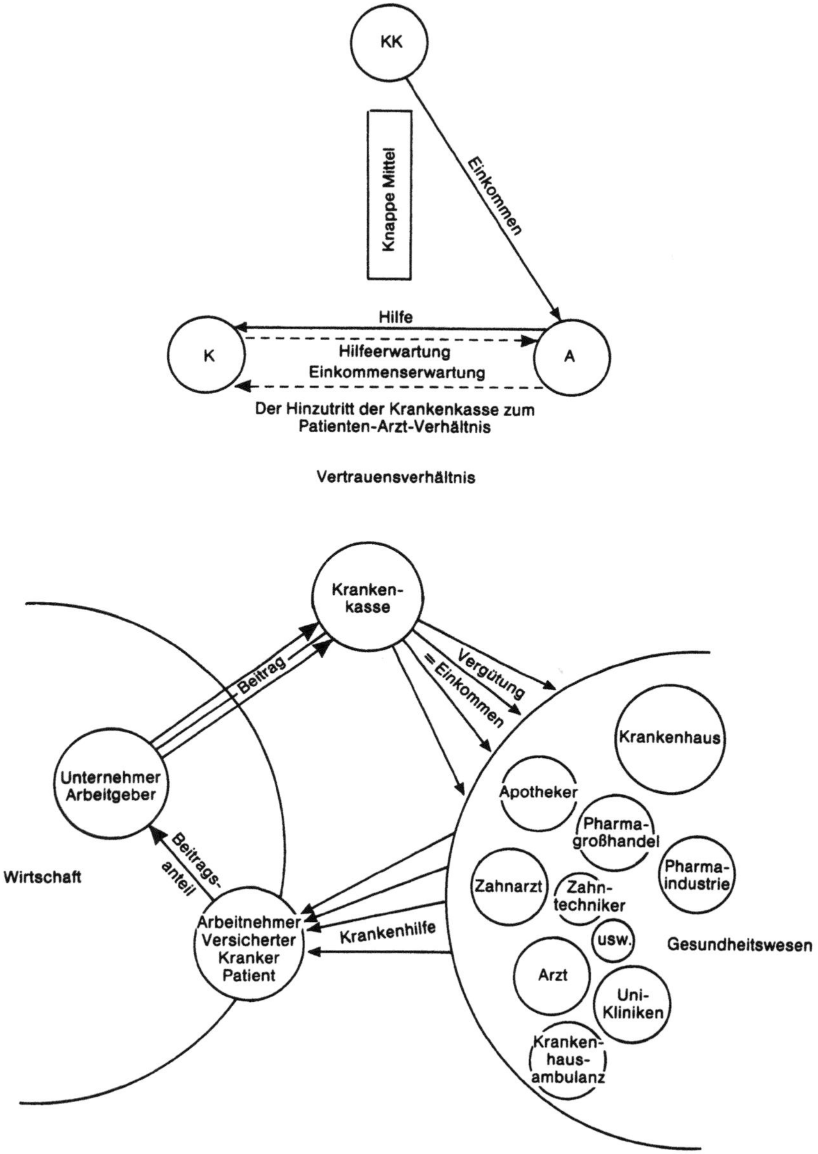

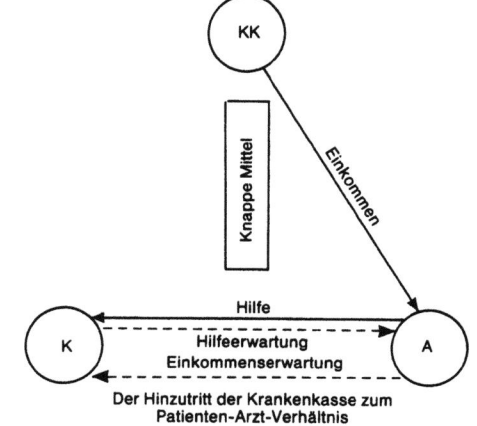

Abb. 10. Krankenkasse überwindet Barriere der knappen Mittel

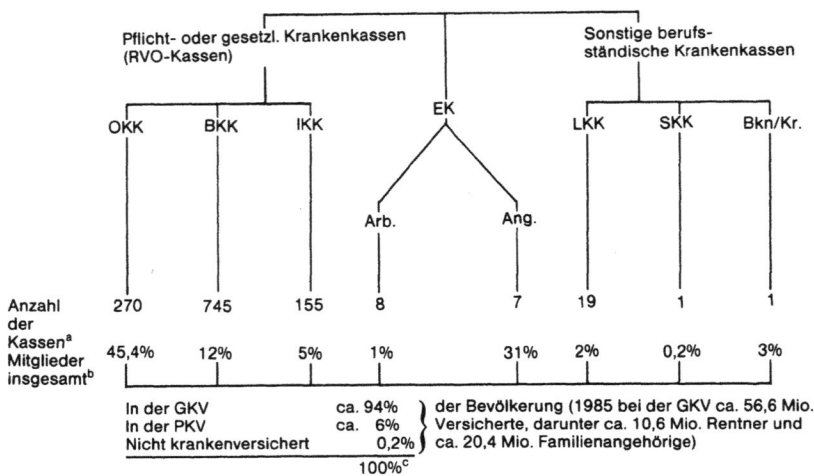

Abb. 11. KV-Träger

[*Quellen:*
[a] *BMA-Statistik*, 3/1986, Stichtag 1.09. 1985;
[b] *Statistisches Jahrbuch* 1985, S. 402, Mitgliederzahl 1983;
[c] nach Jäger, H.: *Einführung in die Sozialversicherung*, 9. Aufl, Berlin, 1986, S. 31]

Wie Abb. 11 ausweist, waren 1985 ca. 56,6 Mio. unserer Bevölkerung in der GKV gegen Krankheit versichert, darunter ca. 20,4 Mio. Familienangehörige und ca. 10,6 Mio. Rentner. Abb. 11 gibt auch Auskunft darüber, wie sich diese 56,6 Mio. Menschen auf die 1 206 gesetzlichen Krankenkassen (Ortskrankenkassen, Betriebskrankenkassen, Innungskrankenkassen, Arbeiterersatzkrankenkassen, Angestelltenersatzkrankenkassen, Landwirtschaftliche Krankenkassen, Seekrankenkasse, Bundesknappschaft) in der Bundesrepublik verteilen und wie groß die Anteile der Bevölkerung sind, die der privaten Krankenversicherung (PKV) oder gar keiner Krankenversicherung angehören. Die Erfindung neuer, aber sehr aufwendiger Behandlungsmöglichkeiten und die allgemein sehr hohe Kostensteigerung im Gesundheitswesen sind wohl die Hauptursachen dafür, daß das Risiko Krankheit immer unkalkulierbarer und daher auch von wohlhabenden Bürgern durch eine Versicherung abgedeckt wird.

Beim Kreis der Versicherten ist zu unterscheiden zwischen Pflichtversicherten und freiwillig Versicherten. Wer kraft Gesetzes pflichtver-

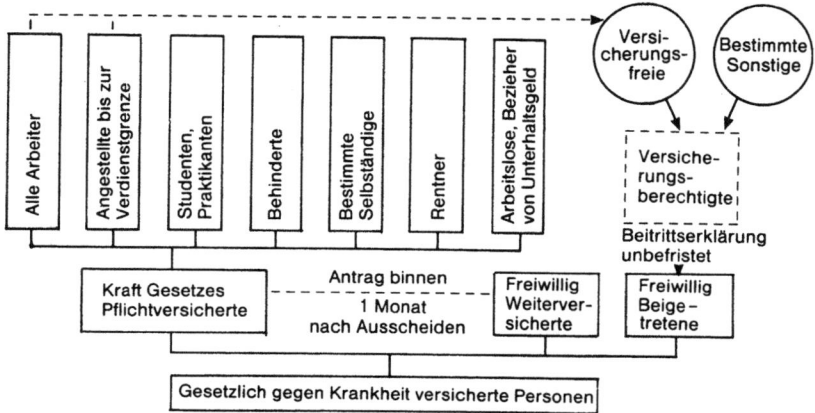

Abb. 12. Der versicherte Personenkreis
[*Quelle:* Jäger, H.: *Einführung in die Sozialversicherung*, 9. Aufl., Berlin, 1986]

Tabelle 9. Versicherungspflichtgrenze für Angestellte (allgemeine Beitragsbemessungsgrenze in der GKV Jahreseinkommen in RM/DM)

Jahr	Beitragsbemessungsgrenze
1904	2 000 RM
1950	4 500 DM
1960	7 920 DM
1970	14 400 DM
1979	36 000 DM
1985	48 600 DM
1986	50 400 DM
1987	51 300 DM

sichert ist, regelt die RVO in den §§ 165 ff. (vgl. Abb. 12): Arbeiter sind grundsätzlich pflichtversichert. Angestellte, deren Jahresarbeitsverdienst 75 % der jeweils geltenden Beitragsbemessungsgrenze der Rentenversicherung der Arbeiter übersteigt (vgl. Tabelle 9), können sich freiwillig weiterversichern lassen. Im groben Überblick sind etwa 30 % der Bevölkerung Pflichtversicherte und ca. 10 % freiwillig Versicherte; knapp 40 % sind mitversicherte Familienangehörige und ca. 14 % Rentner.

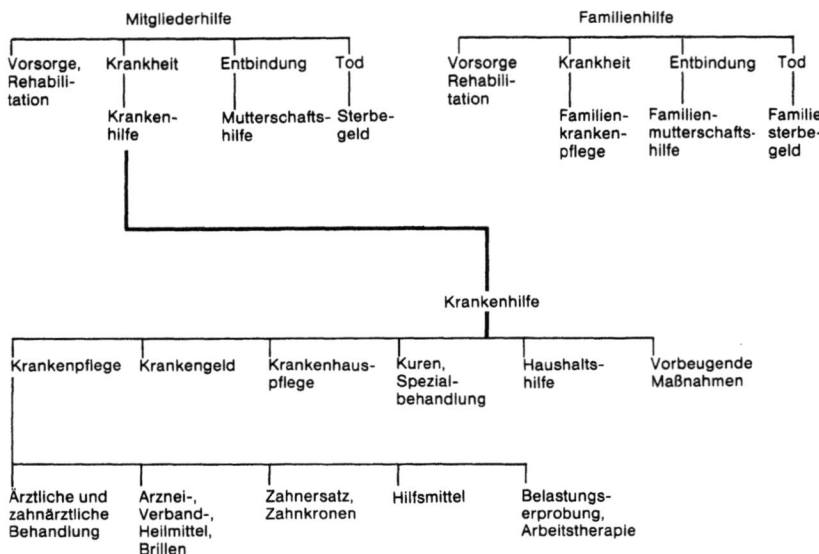

Abb. 13. KV-Leistungen

Die Leistungen der GKV - aufgeteilt in Sach- und Barleistungen - kommen im wesentlichen den Familienangehörigen und Rentnern in gleichem Maße zugute wie den Mitgliedern selbst, wobei das Krankengeld als Einkommenshilfe die wichtigste Ausnahme bildet. Wie umfassend dieser Leistungskatalog ist und welche Leistungsgruppen er im einzelnen umfaßt, zeigt Abb. 13. Er spiegelt nicht nur den medizinischtechnischen Fortschritt, sondern auch die Ausdehnung und Ergänzung des medizinischen Leistungsrahmens durch Gesetzgeber, Rechtsprechung und Selbstverwaltung. Das führte zu den in den Tabellen 10-12 dargestellten Veränderungen der Leistungsausgaben, woraus sich nach und nach jene Struktur entwickelte, wie wir sie heute kennen und wie sie in Abb. 14 veranschaulicht werden soll. Dabei darf nicht unerwähnt bleiben, daß der Gesetzgeber die GKV mit dem Lohnfortzahlungsgesetz von 1970 auch sehr spürbar zu entlasten versuchte: bei krankheitsbedingter Arbeitsunfähigkeit des Arbeitnehmers mußte ab 1970 der Arbeitgeber das Bruttogehalt bis zur Dauer von 6 Wochen weiterzahlen, so daß Anspruch auf Krankengeld erst ab der 7. Woche die Krankenkasse belastete. Welche Entlastung das den Krankenkassen

Tabelle 10. Anteile der wichtigsten Leistungsarten an den Gesamtleistungsausgaben der GKV (in %), 1960 und 1984

Leistung	Jahr	
	1960	1984
1. Behandlung durch Ärzte	20,9	18,3
2. Behandlung durch Zahnärzte	8,2	6,4
3. Zahnersatz		7,1
4. Arzneimittel	12,2	15,0
5. Heil- und Hilfsmittel	–	–
6. Krankenhauspflege	17,5	32,0
7. Krankengeld	30,0	6,1
Anteile insgesamt	ca. 89	ca. 85

Tabelle 11. Veränderungen der Leistungsausgaben der GKV (in %)

Jahr	Leistung					
	GKV insgesamt	Ärzte	Zahnärzte, Zahnersatz	Arzneimittel	Krankenhauspflege	Krankengeld
1970/75 (∅)	16,9	13,2	25,2	13,0	20,9	12,4
1975/80 (∅)	5,4	4,3	8,4	5,3	4,5	6,3
1982/83	1,1	3,9	−1,5	1,4	2,6	−1,8
1983/84	7,37	6,2	4,5 +9,6	7,0	6,5	8,2

Steigerung der Grundlohnsumme (1984): 4,4%

brachte, geht aus Tabelle 10 hervor: 1960 entfiel mit 30% auf das Krankengeld noch der mit Abstand größte Anteil an den Gesamtleistungsausgaben, während er 1984 mit nur noch 6% zu den kleinsten Leistungsarten zählte. Der größte Teil des hier durch Verlagerung zu Lasten der Arbeitgeber gewonnenen Einsparpotentials kam in den folgenden Jahren der Krankenhauspflege zugute (vgl. Tabelle 13a, b), deren Ausgabenanteil von 17,5% im Jahre 1960 auf 32% im Jahre 1984 anstieg, gefolgt von den Zahnärzten, die ihre Quote im gleichen Zeitraum von 8,2% auf 13,5% steigern konnten.

Die Erwartungen des Gesetzgebers, daß man mit gesetzgeberischen Maßnahmen wie dem Lohnfortzahlungsgesetz von 1970, mit dem Krankenversicherungskostendämpfungsgesetz von 1977, mit dem Krankenversicherungsergänzungsgesetz von 1982 oder mit den Haus-

Tabelle 12. Durchschnittliche GKV-Beitragssätze (in %) und GKV-Ausgaben (in Mrd. DM) 1974–1985

Beitragssatz / Ausgaben	Jahr											
	1974	1975	1976	1977	1978	1979	1980	1981	1982	1983	1984	1985	1986
Durchschnittlicher Beitragssatz [%]	9,5	10,4	11,0	11,4	11,4	11,8	11,4	11,8	12,0	11,8	11,4	11,8	12,2
Ausgaben insgesamt	51,8	60,99	66,56	69,82	74,79	81,06	89,83	96,39	97,2	100,69	108,67	114,11	119,58
Behandlung durch Ärzte	9,9	11,26	11,92	12,48	13,20	14,12	15,36	16,50	16,92	17,77	18,93	19,66	20,37
Behandlung durch Zahnärzte	3,4	4,13	4,30	4,61	4,97	5,22	5,52	5,94	6,07	6,30	6,56	6,66	7,14
Zahnersatz	2,1	4,18	5,31	5,40	5,75	6,47	7,35	8,10	6,99	6,66	7,34	7,66	6,87
Arzneien, Verband-, Heil- und Hilfsmittel aus Apotheken	7,9	8,90	9,64	9,85	10,65	11,37	12,57	13,63	13,78	14,45	15,54	16,60	17,60
Krankenhauspflege	15,2	17,53	19,26	20,46	21,87	23,25	25,47	27,32	29,60	30,97	33,22	35,05	37,45
Krankengeld	4,3	4,66	4,73	4,91	5,31	5,94	6,65	6,44	5,90	5,78	6,30	6,38	6,87
Verwaltungskosten	2,4	2,72	2,87	3,02	3,20	3,47	3,75	4,06	4,46	4,70	4,99	5,26	5,63

[*Quelle: A + S aktuell*, Nr. 6/1987, S. 4]

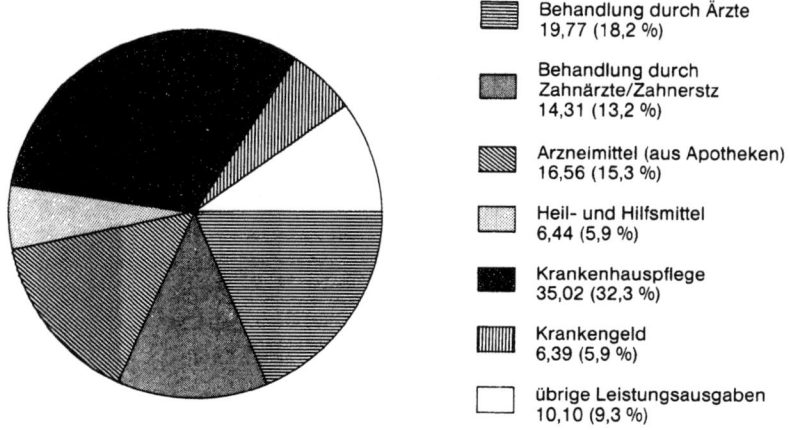

Abb. 14. Struktur der Leistungsausgaben

(Angaben in Mrd. DM bzw. in Anteilen [%] an den Leistungsausgaben insgesamt)
[*Quelle: Die Ortskrankenkasse* 9/1986, S. 264]

Tabelle 13. Kapazitäten der stationären Versorgung

a) Kennziffern der stationären Versorgung

Jahr	Krankenhäuser insgesamt	Akutkrankenhäuser	Sonderkrankenhäuser	Planmäßige Betten[a]	Stationär behandelte Kranke [Mio.]	Durchschnittliche Verweildauer [Tage]
1970	3587	2441	1146	683254	9,3	24,9
1975	3481	2260	1221	729791	10,4	22,2
1983	3119	1868 (60%)	1251 (40%)	682747	11,6	18,6

[a] Planmäßige Betten sind solche Betten, die den Richtlinien der Länder für den Bau und die Einrichtung von Krankenhäusern entsprechen.
[*Quelle: Wirtschaft und Statistik* 6/1985, S. 482 f.]

b) Krankenhäuser und planmäßige Betten nach Größenklassen

1983 gab es:	63,3%	mit bis zu 200 Betten	(25,5% der planmäßigen Betten)
an	27,7%	mit 200-500 Betten	(38,4% der planmäßigen Betten)
Krankenhäusern:	9,0%	mit mehr als 500 Betten	(36,1% der planmäßigen Betten)

[*Quelle: Daten des Gesundheitswesens*, Ausgabe 1985 (Hrsg. BMFJG), S. 255]

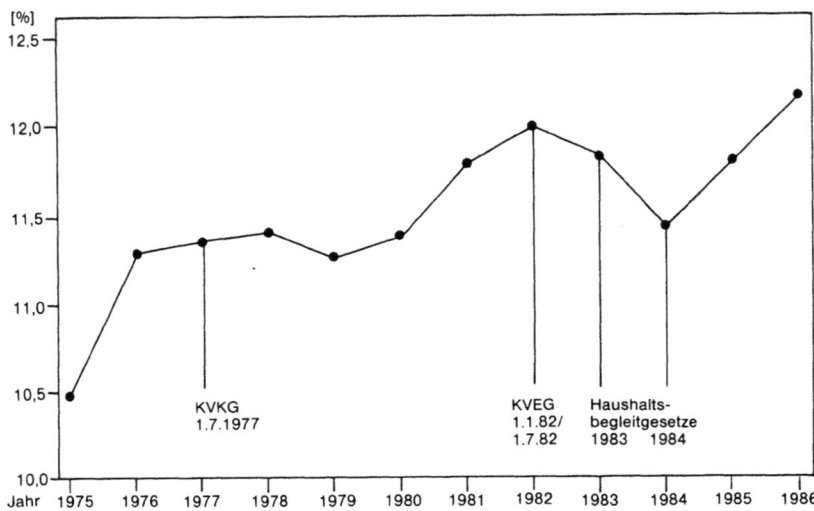

Abb.15. Entwicklung der GKV-Beitragssätze 1975-1986 (●——●: allgemeiner Beitragssatz GKV; 1975-1985: Jahresdurchschnitt; 1986: 1.1. 86)

[*Quelle:* bis 1985: *BMA, Arbeits- und Sozialstatistik,* Hauptergebnisse 1985, S.159; 1986: *BMA-Statistik*]

haltsbegleitgesetzen von 1982, 1983 und 1984 nachhaltige Wirkungen zur Kostendämpfung erzielen und zur Beitragssatzstabilität beitragen könne, haben sich, wie Abb.15 verdeutlicht, nicht erfüllt: nach einem Zeitraum von 2-3 Jahren war das alte Beitragssatzniveau wieder erreicht oder gar überschritten; der Trend der durchschnittlichen Beitragssätze ist steigend! Noch gravierender waren die finanziellen Auswirkungen der Haushaltsbegleitgesetze 1982-1984: aus der Übersicht in Tabelle 14 ist klar zu erkennen, daß der erhofften Entlastung der GKV in Höhe von DM 1,3 Mrd. eine Belastung der Versicherten von DM 3,3 Mrd. und eine Entlastung der Arbeitgeber von DM 1,7 Mrd. gegenüberstanden. Dabei erwies sich die Belastung der Versicherten im angegebenen Ausmaß als die zuverlässigste Größe in diesen Schätzungen, ohne daß allerdings auch die erwarteten Steuerungswirkungen eintraten, für die die Selbstverwaltung in der GKV dieses Opfer zu akzeptieren bereit war. Daher kann es nicht überraschen, daß die GKV-Spitzenverbände bei ihren gemeinsamen Vorstellungen zu einer

Tabelle 14. Finanzielle Auswirkungen gesetzgeberischer Maßnahmen in der gesetzlichen Krankenversicherung 1982 bis 1984

	Gesetzliche Krankenversicherung	Versicherte in Mio. DM	Arbeitgeber
1982			
Krankenversicherungskostendämpfungs-Ergänzungsgesetz (KVEG)			
• Erhöhung der Verordnungsblattgebühr von 1,– DM auf 1,50 DM je Arzneimittel	– 300	+ 300	
• Beteiligung bei Heilmitteln und Brillen je 4,– DM und bei Fahrkosten je 5,– DM	– 200	+ 200	
• Strukturelle Veränderung der Selbstbeteiligung beim Zahnersatz	– 175	+ 175	
• Begrenzung der Aufwendungen für Kuren in den Jahren 1982 und 1983 auf das Volumen von 1980	– 400		
1983			
Haushaltsbegleitgesetz 1983			
• Einbehaltung von Beiträgen der Rentner durch die Rentenversicherung	+1200		
• Kostenbeteiligung bei Krankenhauspflege 5,– DM je Tag in den ersten 2 Wochen und bei Kuren 10,– DM je Tag für die Gesamtdauer	– 310	+ 310	
• Erhöhung der Verordnungsblattgebühr von 1,50 DM auf 2,– DM je Arzneimittel	– 300	+ 300	
• Ausgrenzung von sog. Bagatellarzneimitteln	– 300	+ 300	
Rentenanpassungsgesetz (RAG) 1982			
• Mehreinnahmen aus Beiträgen auf Versorgungsbezüge	–1200	+1200	
1984			
Haushaltsbegleitgesetz 1984			
• Renten- und Arbeitslosenversicherungsbeiträge auf Krankengeld	+ 600	+ 740	
• Übertragung der Tbc-Behandlung von der Renten- auf die Krankenversicherung	+ 270		
• Einbeziehung der Bundesknappschaft in den KVdR-Ausgleich	+ 600		
• Beiträge auf einmalige Entgeltzahlungen (Weihnachts- und Urlaubsgeld)	–1000	+ 500	+ 500
• Beitragsausfälle in der KVdR durch verminderte Rentenzahlungen	+ 170		
Summe	–1345	+4025	+ 500
Entlastung der Beitragszahler durch Einsparungen (Beitragssatzsenkungen) der GKV	–1345	– 672,5	– 672,5
Netto-Be- und Entlastung		+3325,5	– 172,5

Erläuterung: Minusbeträge = Entlastung bzw. Mehreinnahme; Plusbeträge = Belastung
[*Quelle:* BdO (Hrsg.): „Die AOK 1984. Statistischer und finanzieller Bericht", September 1985]

Strukturreform der GKV an weitere Selbstbeteiligungsregelungen betont restriktive Anforderungen stellen.

In den „Positionen und Forderungen der Spitzenverbände der GKV zur Strukturreform" von 1986/87 werden als vordringlichste Probleme mit akuten Auswirkungen auf die GKV die wachsenden Kapazitäten bei stagnierender Bevölkerung und die Verschiebung der Altersstruktur („Altenlast") gesehen. In der Tat entfallen ja nahezu 50% des Beitragsaufkommens auf Ausgaben für Rentner (25 Mrd. DM) und Familienangehörige (25 Mrd. DM). Ungeachtet dieser beträchtlichen Umverteilung wollen GKV-Kassen auch künftig an Solidarität, Sachleistung, Selbstverwaltung und am gegliederten System der GKV festhalten. Auch am versicherten Personenkreis soll nicht gerüttelt werden. Statt dessen werden wichtige Veränderungen auf der Leistungsseite gefordert:

- Ausgrenzung eines ganzen Katalogs versicherungsfremder Leistungen,
- strukturelle Budgetierung gegenüber allen Leistungserbringern,
- gesetzliche Befugnis zur freien Auswahl tatsächlich benötigter Leistungsangebote und Leistungserbringer (auch im Krankenhaus),
- direkte Verhandlungen mit Herstellern oder Herstellerzusammenschlüssen in der Arzneimittelversorgung,
- Einführung von Arzneimittelbudgets mit Bonus/Malus-Regelungen für Ärzte,
- bessere Voraussetzungen für mehr Transparenz des ärztlichen Handelns und wirksamerer Wirtschaftlichkeitsprüfungen,
- Sicherstellung der langfristigen Finanzierbarkeit der GKV,
- keine Einführung einer generellen Wahlfreiheit der Krankenkassenart für Pflichtversicherte,
- mehr Chancengleichheit zwischen GKV und PKV.

Nun sind die Gestaltungsspielräume der *Privaten Krankenversicherung (PKV)* im Vergleich zur GKV in der Tat beträchtlich größer, aber diese benötigt sie auch, denn sie erhält kein einziges Mitglied durch gesetzliche Zuweisung, sondern ausschließlich durch freiwilligen Beitritt kraft Vertrages. Und in dieser Vertragsgestaltung können sich die ca. 40 Unternehmen der PKV in Deutschland nicht an sozialpolitischen, sondern allein an betriebswirtschaftlichen Zielsetzungen orientieren, und zwar in jedem einzelnen Versicherungsverhältnis: Beitrittsalter, Geschlecht, Gesundheitszustand, Art und Umfang der Leistungen, Vertragsdauer etc. So ist jede Krankenversicherung bei der PKV eine Individualversicherung, der streng nach dem Äquivalenzprinzip auch immer eine bestimmte Höhe der Beiträge entspricht. Das macht die Krankenversicherung bei der PKV für Familien bei gleichem Versorgungsniveau in der Regel teurer als bei der GKV. Andererseits hat die PKV ein – auch für ihr wirtschaftliches Gesamtergebnis – sehr großes Versicherungspotential bei den Beamten: Beamte erhalten nämlich vom Staat eine Beihilfe zu den entstandenen Krankheitskosten in Höhe von 50–80% (je nach Familienstand) und brauchen daher nur noch die Differenz durch einen Vertrag mit einer Gesellschaft der PKV abzudecken, was mit einer Krankenkasse der GKV nicht möglich ist. Um die Beamten und Pensionäre des öffentlichen Dienstes noch stärker für die PKV zu gewinnen, wurden diesem Personenkreis im ersten Halbjahr 1987 sogar mit der Bundesregierung und dem Bundesaufsichtsamt abgestimmte Sonderkonditionen angeboten.

4 Berufliche Einrichtungen

Über Größenordnung und Entwicklung der Berufstätigen im Gesundheitswesen geben Tabelle 15 und Abb. 16 Auskunft. Ärzte, Zahnärzte, Apotheker und auch Tierärzte zählen zu den sog. kammerfähigen Berufen mit der Folge, daß jeder Berufsangehörige aufgrund seiner Approbation kraft Gesetzes Pflichtmitglied der jeweiligen Kammer wird, die ihn einer besonderen Standesordnung und Ehrengerichtsbarkeit unterwirft und Pflichtbeiträge von ihm einzieht. Da die Grundkonstruktion in allen Heilberufskammern aufgrund einheitlicher Regelung des im jeweiligen Bundesland gültigen Heilberufs-

Tabelle 15. Berufstätige im Gesundheitswesen nach ausgewählten Berufen

Berufe	Jahr		Prognose	Veränderungsraten [%]
	1970	1983[a]	2000	1970-1983
Ärzte	99 654	147 467	257 000	+ 48
Zahnärzte	31 175	33 713	43 001	+ 8
Apotheker[a]	20 866	29 536	45 990	+ 42
Krankenschwestern und -pfleger	123 340	210 143	–	+ 70
Kinderkrankenschwestern	16 604	26 279	–	+ 58
Medizinisch-technische Assistenten	18 047	13 115	–	– 27
Pharmazeutisch-technische und Apothekerassistenten[a]	6 198	18 478	–	+198

[a] Ohne Saarland.
[*Quellen:* Daten *des Gesundheitswesens,* Ausgabe 1985 (Hrsg. BMJFG), S.242; Lefelmann, G./ Geißler, V.: „Das Ärzteangebot bis zum Jahr 2000", *Schriftenreihe des WIDO* (Hrsg.), Bd.2, Bonn, 1978, S.39 ff.; Lefelmann, G.: „Das Zahnärzteangebot bis zum Jahr 2000", WIDO (Hrsg.), Bonn, 1978, S.84;
Beske, F./Rüschmann, H.H.: „Zur Problematik von Personalprognosen im Gesundheitswesen", Ludwig-Sievers-Stiftung (Hrsg.), Kiel, 1977, in: Grupp, R.: „Entwicklung der Ärztezahl", *Bundesarbeitsblatt* 12/1978, S.544]

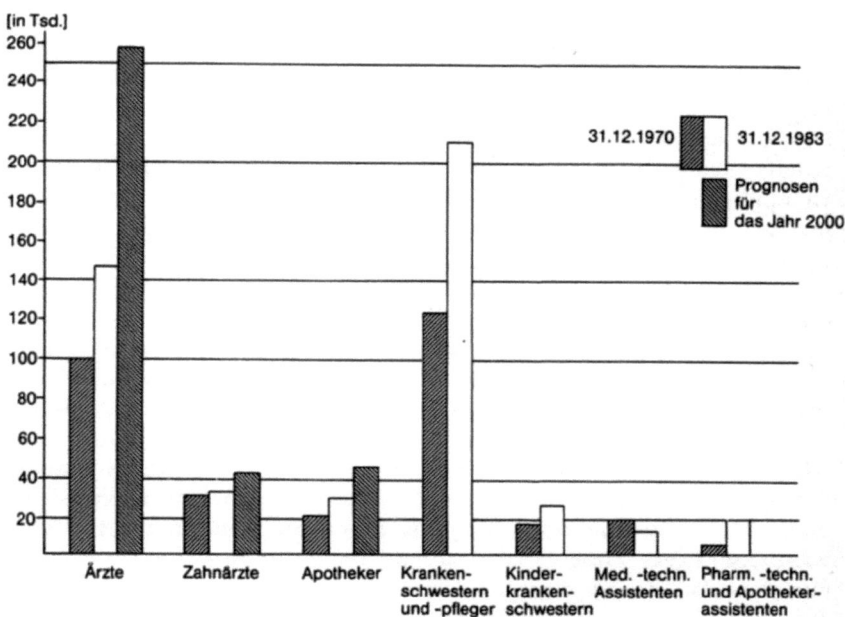

Abb. 16. Berufstätige im Gesundheitswesen nach ausgewählten Berufen

gesetz kaum Unterschiede ausweist, sei sie hier vornehmlich anhand der Ärztekammer dargestellt. Das vom Gesetzgeber vorgeschriebene Leistungssprektrum in der Ärztekammer läßt sich in 4 Aufgabenbereichen zusammenfassen: Ordnungsaufgaben, Fortbildung, Versorgungs- und Fürsorgeeinrichtungen sowie politische Aufgaben. Da der Gesetzgeber die Kammern verpflichtet, für die Erhaltung eines hochstehenden Berufsstandes zu sorgen und die Erfüllung der Berufspflichten zu überwachen, haben sie jeweils eine Berufsordnung, eine Weiterbildungsordnung und eine Notfalldienstordnung zu erlassen. Berufsrechtsverstößen muß die Kammer nachgehen, wie dies auch gegenüber falschabrechnenden Ärzten geschieht, die in allen nachgewiesenen Fällen mit schweren berufsrechtlichen Konsequenzen rechnen müssen. Für Streitigkeiten zwischen Patienten und Ärzten haben viele Ärztekammern „Gutachterkommissionen für ärztliche Behandlungsfehler" eingerichtet, deren Verfahren für die Antragsteller kostenlos sind und sie bei unbefriedigendem Ausgang nicht hindern, doch noch vor Gericht zu gehen. Diese Gutachterkommissionen haben sich im Laufe der letzten 10 Jahre in den meisten Bundesländern – nicht zuletzt dank zahlreicher Entscheidungen zugunsten geschädigter Patienten – ein gutes Ansehen erwerben können, ohne jedoch die Notwendigkeit eines organisierten Patientenschutzes damit überflüssig zu machen. Bei den Zahnärztekammern ist die Einrichtung von Gutachterkommissionen gescheitert.

Zu den ganz zentralen Aufgaben der Kammern zählt die Fortbildung, um die Kammerangehörigen stets auf dem neuesten wissenschaftlichen Stand zu halten. Ob es an den Fortbildungsangeboten liegt oder/und an dem fehlenden Druck zur Teilnahme, mag dahinstehen; Tatsache ist, daß auch steuerlich begünstigte Fortbildungsveranstaltungen an Orten mit hohem Freizeitwert und die Gründung von Akademien für ärztliche Fort- und Weiterbildung bei vielen Kammern in Quantität und Qualität noch viele Wünsche an eine regelmäßige und qualifizierende Fortbildung insbesondere der Zahnärzte, aber auch der Ärzte, offen lassen. Gerade im Zusammenhang mit dem wachsenden Angebot junger Ärzte sollten zumindest die Kammern, wenn nicht auch der Gesetzgeber, für die Fortbildung strengere Maßstäbe setzen.

Die von den Kammern eingerichteten und – mittelbar – verwalteten eigenständigen Versorgungswerke (Renten wegen Berufsunfähigkeit, Altersrenten, Renten an Hinterbliebene) haben sich bewährt und werden von manchem Kenner höher eingeschätzt als die Gesetzliche Rentenversicherung.

Der ganz überwiegende Teil der Ärzte und Zahnärzte hatte aufgrund dieser gesetzlich eingeführten Versorgungswerke und aufgrund guter bis sehr guter (Zahnärzte) Einkommensverhältnisse in ihrem Erwerbsleben Gelegenheit, sich eine – auch dem beruflichen Standard angemessene – Altersversorgung aufzubauen, die ihnen einen finanziell völlig unbeschwerten Lebensabend gewährleistet. Berücksichtigt man zusätzlich noch die große Zahl junger Ärzte, die in freier Praxis wie im Krankenhaus immer schwerer eine angemessene berufliche Startmöglichkeit finden können („Ärzteschwemme") und mit bedenklichen Maßnahmen – und durchsichtigen Begründungen – jahrelang an der angestrebten Berufsausübung gehindert werden, ist es vollends unverständlich, weshalb es für Ärzte und Zahnärzte immer noch keine

Altershöchstgrenze gibt, mit deren Erreichen sie die Berufstätigkeit einzustellen haben – auch in freier Praxis! Leider haben auch Staat und Gesetzliche Krankenkassen der Lobby der Ärzteschaft nicht widerstehen können und die in hohem Maße unkollegiale und unsoziale Bereicherung der alten Ärzte zu Lasten ihrer jüngsten Kollegen legalisiert, anstatt die Berufsausübung ab dem 65. Lebensjahr für alle Ärzte und Zahnärzte einheitlich zu unterbinden.

Im Rahmen ihrer politischen Aufgaben sind die Kammern gegenüber staatlichen Stellen zu Auskünften und zur Erteilung von Fachgutachten verpflichtet, wobei sie sich der gebotenen Sachlichkeit und Gewissenhaftigkeit zu befleißigen haben. Beim Erlaß von Gesetzen, Rechtsverordnungen und Verwaltungsvorschriften vertreten sie die Interessen ihrer Mitglieder im Rahmen der ihnen als Körperschaften öffentlichen Rechts gebotenen Möglichkeiten. Kein Raum besteht für allgemeinpolitische Äußerungen, Aufrufe oder Kampfmaßnahmen. Wenn eine (Zahn)ärztekammer oder Kassen(zahn)ärztliche Vereinigung dennoch solche Maßnahmen durchführt, handelt sie – wie auch die Rechtsprechung bestätigte – widerrechtlich und muß mit entsprechenden Sanktionen rechnen!

Völlig unverständlich ist, weshalb die Kammern und andere öffentlich-rechtliche Einrichtungen (wie KVen, Industrie- und Handelskammern, Handwerkskammern u.a.) zwar auf Landesebene klaren rechtlichen Bindungen unterliegen, während ihre mächtigen Zusammenschlüsse auf Bundesebene ohne jede rechtliche Verpflichtung oder Beschränkung gegenüber dem Bund sind: obwohl sie durch ihre Bezeichnungen – wie Bundes(zahn)ärztekammer etc. – den Eindruck zu erwecken versuchen, daß auch sie öffentlich-rechtlichen (Hoheits)status hätten, sind es in Wahrheit „eingetragene Vereine (e.V.)", die massiven politischen Druck ausüben dürfen, obwohl alle ihre Mitglieder rechtlich zwangsorganisierte und zwangsfinanzierte Einrichtungen sind. So können dann Bundesärztekammer und Bundeszahnärztekammer „Seit an Seit" mit den freien Berufsverbänden der Ärzte- und Zahnärzteschaft konzentriert gegen den Staat zu Felde ziehen, und neuerdings sind an solchen konzertierten Verbandsaktionen immer häufiger auch Kassenärztliche Bundesvereinigung (KBV) und Kassenzahnärztliche Bundesvereinigung (KZBV) als Körperschaften des öffentlichen Rechts beteiligt. Es ist hohe Zeit, daß der Gesetzgeber den Konstruktionsfehler beseitigt und auch Kammervereinigungen in Körperschaften öffentlichen Rechts überführt.

Und vielleicht könnte bei dieser Gelegenheit auch das Wahlverfahren zu den Kammerversammlungen überdacht und neu geregelt werden. Die traditionellen Listenwahlen haben die Kandidaten der freien Berufsverbände zu sehr bevorzugt und Minderheiten entsprechend benachteiligt. Wenn es oppositionellen Gruppierungen – insbesondere dem „Verband Demokratischer Ärztinnen und Ärzte" – dennoch gelang, inzwischen mit eigenen Kandidaten in 8 der 17 Ärztekammern vertreten zu sein, so läßt das wichtige Rückschlüsse auf die Haltung „der Basis" zur Kammerpolitik zu und ist eine klare Antwort auf die Meldung der größten Ärztekammer im Bundesgebiet, daß der 71jährige Präsident, der dieses Amt bereits seit 32 Jahren ununterbrochen innehat, mit überwältigender Mehrheit wiedergewählt wurde. In einer Reihe weiterer Ärzte- und Zahnärztekammern gibt es „Erbhöfe" mit zwar nicht gar so drastischer, aber auch noch beachtlicher Tradition! Und zudem vereinigen viele dieser Ehrenamtsträger oft über Jahre hinweg mehrere Ämter gleichzeitig auf sich – sei es in Körperschaften oder/und in freien Berufsverbänden.

Neben den Körperschaften mit Pflichtmitgliedschaft gibt es noch eine erstaunlich große Zahl ärztlicher Fachverbände (z. B. für Chirurgen, Internisten, Orthopäden etc.) sowie allgemeiner ärztlicher Verbände, deren Mitgliedschaft stets freiwillig ist und deren Interessen- bzw. Tätigkeitsbereiche oft schon aus ihren Bezeichnungen hervorgehen:

- Hartmannbund, Verband der Ärzte Deutschlands e. V. (vertritt Ärzte aller Berufsrichtungen),
- Verband der niedergelassenen Ärzte Deutschlands (NAV) e. V.,
- Verband der leitenden Krankenhausärzte Deutschlands e. V.,
- Verband der angestellten und beamteten Ärzte Deutschlands (Marburger Bund) e. V.,
- Gemeinschaft fachärztlicher Berufsverbände,
- Berufsverband der Praktischen Ärzte und Ärzte für Allgemeinmedizin Deutschlands e. V.,
- Deutscher Ärztinnenbund,
- Deutscher Kassenarztverband,
- Bundesverband der Ärzte des öffentlichen Gesundheitswesens,
- Verband deutscher Betriebs- und Werksärzte e. V.,
- Bundesverband der Knappschaftsärzte e. V.,
- Bundesverband der Vertrauensärzte und Rentenversicherungsärzte e. V.,

- Verband deutscher Badeärzte e. V.,
- Verband leitender Ärzte deutscher Privatkrankenanstalten,
- Bundesverband Deutscher Belegärzte.

Wie die Kassenärztliche Bundesvereinigung, so sind auch alle diese Verbände mit Sitz und Stimme im Präsidium des Deutschen Ärztetages vertreten. In einer informellen Arbeitsgemeinschaft stimmen auch Bundeszahnärztekammer, Kassenzahnärztliche Bundesvereinigung und Freier Verband Deutscher Zahnärzte (FVDZ) e. V. (der einzige freie Berufsverband der deutschen Zahnärzte mit einem entsprechend hohen Organisationsgrad) ihre Politik ab.

Die freien Berufsverbände nehmen – alles in allem – jene fachspezifischen, berufsspezifischen oder allgemeinen beruflichen Interessen wahr, zu denen die Körperschaften nicht befugt oder in der Lage sind. Das bedeutet aber keineswegs, daß sie sich mit solchen Funktionsnischen im Organisationsgefüge der deutschen Ärzte- und Zahnärzteschaft zufrieden geben. Vielmehr verstehen sie sich oft als personelle Rekrutierungsfelder für Körperschaftswahlen, gehen in den Gremien der Körperschaften je nach Interessenlage Koalitionen mit Vertretern anderer ärztlicher Berufsverbände ein, kontrollieren, unterstützen oder kritisieren die Arbeit der Körperschaften und sind sowohl in ihren internen Funktionsbereichen (Serviceangebote nur an Mitglieder) als auch in der externen Interessenvertretung gegenüber Dritten (Gewerkschaften, Arbeitgeberverbände, GKV-Verbände, Parteien, Parlamente, Regierung, Medien) eifrig bemüht, die Vorzüge einer Mitgliedschaft bei ihnen zu dokumentieren.

In der Ärzteschaft hat – wie oben gezeigt – selbst der Wettbewerb einer ansehnlichen Zahl freier Berufsverbände gewisse Verkrustungen in den meist heiß begehrten Ämtern der Körperschaften nicht verhindern können. Es ist leicht einzusehen, um wieviel kritischer die Situation für Amtsträger in den Körperschaften dann werden kann, wenn – wie in der Zahnärzteschaft – ein Einzelverband sämtliche freiverbandlichen Funktionen auf sich vereinigt. Dann können die Ämter in den Körperschaften Lehen dieses Verbandes werden, und dann kann es geschehen, daß ein Landesvorsitzender dieses Verbandes, ohne in eine Körperschaft gewählt zu sein, regelmäßig an den Vorstandssitzungen einer Körperschaft teilnimmt und dafür womöglich auch noch Sitzungsgeld von der betreffenden Körperschaft erhält (vgl. *Buchholz, E. H.:* „Der Freie Verband sägt an der Selbstverwaltung der Zahnärzte.

Zunehmende Gleichschaltung in den Standesorganisationen." In: *Frankfurter Allgemeine Zeitung*, Blick durch die Wirtschaft, vom 09.10. 1978).

Freie Berufsverbände sind gerade für die freien Berufe eine dringende Notwendigkeit in einer pluralistischen Gesellschaft und repräsentativen Demokratie. Aber wo der Staat wesentliche Existenzbereiche ihrer Herrschaft entzogen hat, sind die Grenzen um solche Schutzgebiete eher eng als weit zu ziehen.

5 Selbsthilfeeinrichtungen

In den letzten 10 Jahren ist in den industrialisierten Ländern eine starke Zunahme von Selbsthilfegruppen zu verzeichnen, doch machen ihre Mitglieder – in der Bundesrepublik gegenwärtig etwa 10 000 Menschen – nur einen Bruchteil aller von einem bestimmten Krankheitstyp Betroffenen aus. Von den Ansprüchen ihrer Mitglieder her waren viele dieser neuen Gruppen Versuche, Beratungs- oder Versorgungslücken auszufüllen oder unbefriedigende professionelle Versorgungsangebote durch Hilfreicheres zu ergänzen. Selbsthilfegruppen sind nämlich dann am wirksamsten, wenn sich ihre Mitglieder v. a. gemeinsam dafür einsetzen, Wissen über die jeweilige Krankheit zu erwerben, und lernen, mit dieser Krankheit umzugehen. Auch bei der Vermittlung sozialer Kontakte spielen sie eine große Rolle.

Gemeinschaftliche Selbsthilfe hat 5 wichtige Merkmale:
– Betroffenheit der Mitglieder durch ein gemeinsames Problem,
– keine oder nur geringe Mitwirkung professioneller Helfer,
– keine Gewinnorientierung,
– Selbst- und/oder soziale Veränderung als gemeinsames Ziel,
– gleichberechtigte Zusammenarbeit und gegenseitige Hilfe.

Von den in der Literatur unterschienen 7 Arten von Selbsthilfegruppen gehören von der Aufgabenstellung her nur 2 zur Selbsthilfe im Gesundheitswesen, nämlich die psychologisch-therapeutischen Selbsthilfegruppen und die medizinischen Selbsthilfegruppen. Zu den psychologisch-therapeutischen Selbsthilfegruppen zählen Zusammenschlüsse wie: Anonyme Alkoholiker, Frauenselbsthilfe nach Krebs, Anonyme Emotionelle etc. Medizinische Selbsthilfegruppen sind die Deutsche Rheuma-Liga, der Allergiker- und Asthmatikerbund, der Deutsche Blindenverband u. v. a. In der Regel handelt es sich um regionale oder lokale Kleingruppen mit folgenden Arbeitsinhalten: Information, Beratung, Erfahrungsaustausch, gegenseitige praktische Hilfe, Gespräche zur emotionalen Unterstützung, Förderung gesundheitsbezogener Aktivitäten, Kontakte und Geselligkeit, begrenzte Einflüsse nach außen. Soweit Selbsthilfegruppen auf Kontakte und Kooperationen mit professionellen Versorgungsträgern angewiesen sind, kommt es auch heute noch immer wieder zu Problemsituationen, zu deren Überwindung auf regionaler Ebene übergreifende Informations- und Kontaktstellen, Arbeitsgemeinschaften o. ä. ins Leben gerufen werden, die die Verbindung zu professionellen Vertretern des Gesundheitswesens herstellen und pflegen. Guten Rat zur Selbsthilfe erfahren Betroffene meist auch bei örtlichen Krankenkassen. Und von der Arbeitsgemeinschaft der Verbraucherverbände (AGV) in Bonn (Heilsbacherstraße 20) kann eine Broschüre bezogen werden, die alles Wissenswerte über Selbsthilfegruppen enthält.

Von den Selbsthilfegruppen zu unterscheiden sind deren Zusammenschlüsse zu Selbsthilfe*organisationen* (Verband, Bund, Vereinigung, Gesellschaft etc.), die die Selbsthilfegruppen v. a. durch überregionale Interessenvertretung gegenüber Behörden, Sozialleistungsträgern, Wissenschaftlern etc. unterstützen.

So hat sich in wenigen Jahren durch neue Krankheitsbilder, durch neue Situationen der Betroffenheit, durch ein neues Patientenbewußtsein und nicht zuletzt auch durch Versorgungslücken im institutionalisierten System dank der Initiativen Betroffener in ganz informeller Art ein völlig neues Systemelement in unserem Geseundheitswesen entwickelt, das sich durch große Effizienz und Effektivität auszeichnet und das Ärzte, Wissenschaftler und Gesundheitspolitiker ebensowenig mehr missen möchten wie die Bürger, auch wenn sie (noch) nicht zu den Betroffenen zählen.

6 Supra- und internationale Regelungen und Einrichtungen

Auf der Grundlage des Vertrages zur Gründung der Europäischen Gemeinschaft für Kohle und Stahl (EGKS) von 1951 und des Vertrages zur Gründung der Europäischen Wirtschaftsgemeinschaft (EWG, heute: EG) von 1957 wurden neben den wirtschaftlichen auch zahlreiche Regelungen zur sozial- und gesundheitspolitischen Harmonisierung in den Mitgliedstaaten eingeführt. Sie dienten u. a. dem Ziel der Freizügigkeit bei der Berufsausübung auch der Heilberufe mit der Folge, daß z. B. die Berufsvertretungen der deutschen Zahnärzte heute heftige Klagen darüber führen, daß ihnen durch Niederlassungen von Kollegen aus EG-Ländern immer mehr unerwünschte Konkurrenz erwachse.

Ferner ist im Bereich der Europäischen Gemeinschaft in den letzten 30 Jahren eine große Zahl von Forschungs- und Entwicklungsaktivitäten im Gesundheitswesen in Angriff genommen worden. Im gegenwärtigen Forschungsprogramm laufen insgesamt 30 solcher Projekte, durchgeführt von ca. 1 200 Teams aus allen Mitgliedstaaten. Einige Projekte haben bereits gute Ergebnisse gebracht (z. B. im Strahlenschutz) oder lassen solche erwarten. Ab 1987 sollen ca. 70 neue Projekte aufgelegt werden, die sich schwerpunktmäßig v. a. mit Krebserkrankungen und der Immunschwäche AIDS befassen, um für deren Erforschung auch internationale Erfahrungen verstärkt nutzen zu können.

Vermehrte Anstrengungen wollen die EG-Gremien künftig auch zur Beseitigung bestehender Wettbewerbsverzerrungen auf den Arzneimittelmärkten unternehmen, die v. a. durch ein Nebeneinander von administrierten und freien Preisen sowie durch mangelnde Transparenz bewirkt würden. Erlösausgleiche, so räumte auch die Bundesregierung im Herbst 1986 ein, suchten die Pharma-Unternehmen hauptsächlich auf dem Markt der Bundesrepublik. Aber der von der EG-Kommission vorgelegte Richtlinienentwurf zur Preisfestsetzung für Arzneimittel muß erst noch den EG-Ministerrat, das Europäische Parlament und den Wirtschafts- und Sozialausschuß passieren, bevor er verabschiedungsreif ist und danach zu Änderungen geltender Rechtsvorschriften in einigen Mitgliedstaaten führen könnte, was selbst nach Einschätzung der EG-Kommission nicht vor dem Jahr 2000 der Fall sein wird! Die bedeutendste und größte internationale gesundheitspolitische Einrichtung ist die „World Health Organization" (WHO), deren Satzung auf der internationalen Gesundheitskonferenz 1946 verabschiedet wurde und die 1948 als Organisation der UN mit Sitz in Genf gegründet wurde. Diese von 166 Mitgliedstaaten getragene Weltgesundheitsorganisation hat seit ihrer Gründung ein breites Aufgabenfeld entwickelt und widmet sich hauptsächlich der Unterstützung der Medizinalausbildung besonders in Entwicklungsländern, der Beratung und Hilfe bei der Einrichtung von Gesundheitsdiensten, bei der Bekämpfung weit verbreiteter Krankheiten und bei der Besserung der hygienischen Verhältnisse. Ferner ist sie bemüht um die Vermittlung eines weltweiten Erfahrungsaustausches in allen Gesundheitsfragen, um die Veröffentlichung fachbezogener Statistiken und um die Finanzierung von Forschungsvorhaben. Da die Maßnahmen der WHO in Entwicklungsländern v. a. infolge der knappen Ressourcen oft nicht zu den wünschenswerten Erfolgen führen, vergibt die Weltbank seit 1980 auch Kredite für Projekte im Gesundheitswesen in Ländern der Dritten Welt und konnte damit nicht nur wichtige Erfahrungen sammeln, sondern in zahlreichen Entwicklungsländern auch wertvolle Impulse geben für eine effizientere und effektivere Gesundheitspolitik.

Daß es der WHO wirklich um die Gesundheit der ganzen Menschheit geht, unterstrich die Mitgliederversammlung 1977, indem sie sich einmütig zu dem Motto „Gesundheit für alle" bekannte, dem sich 1984 auch die 32 europäischen Mitgliedstaaten für eine besser koordinierte Gesundheitspolitik in Europa anschlossen. Zumindest programmatisch brachte für die Gesundheitsversorgung der Entwicklungsländer jedoch die 1978 von allen Mitgliedstaaten der WHO und der UNICEF verabschiedete Deklaration von Alma Ata den entscheidenden Durchbruch: alle Länder einigten sich darauf, daß bis zum Jahr 2000

– die primäre Gesundheitsversorgung der Milliarden armer Menschen in Entwicklungsländern zu gewährleisten sei,
– man sich auf die wichtigsten gesundheitlichen Probleme konzentrieren

- und diese durch einfache, von den betroffenen Ländern erschwingliche Einrichtungen lösen soll.

Inzwischen sind fast 10 Jahre vergangen. Und wenn man beobachtet, welche großen Probleme das Regionalbüro Europa der WHO in Kopenhagen damit hat, das 1984 verabschiedete Konzept für eine erste gemeinsame europäische Gesundheitspolitik – manifestiert in 38 ergebnisorientierten Zielen – einer Realisierung näherzubringen, wird es sicher größter Anstrengungen bedürfen, die noch weit über das Jahr 2000 hinausreichen werden, um dem hohen Anspruch einer „Gesundheit für alle" weltweit gerecht werden zu können.

7 Selbstverwaltung

Selbstverwaltung ist kein Privileg des Gesundheitswesens. Vielmehr findet man die Selbstverwaltung in fünf völlig unterschiedlichen Lebensbereichen; das sind:

1) die kommunale Selbstverwaltung mit den entsprechenden Organisationsformen in Städten und Gemeinden,
2) die wirtschaftliche Selbstverwaltung mit Industrie- und Handelskammern, Handwerkskammern und Landwirtschaftskammern,
3) die kulturelle Selbstverwaltung mit körperschaftlich organisierten Institutionen – wie z.b. den Universitäten,
4) die Selbstverwaltung bestimmter Berufsgruppen mit körperschaftlich organisierten Kammern: z.b. für Architekten, Rechtsanwälte und Notare, Wirtschaftsprüfer und Steuerberater, Ärzte, Zahnärzte, Apotheker und Tierärzte,
5) die Selbstverwaltung in den Einrichtungen der sozialen Sicherung: Rentenversicherung, Unfallversicherung, Arbeitslosenversicherung und Gesetzliche Krankenversicherung.

Das Grundprinzip der Selbstverwaltung besteht darin, daß der Staat auf bestimmte Zuständigkeiten und Aufgabenbereiche verzichtet und diese auf entsprechende Gruppierungen der Gesellschaft (Gemeinde, Wirtschaftszweig, Berufsgruppe etc.) überträgt. Dazu errichtet er kraft Gesetzes für jede dieser Gruppen eine Institution (z.B. eine Kammer, eine Kassenärztliche Vereinigung oder eine Gesetzliche Krankenversicherung), die damit Träger mittelbarer Staatsgewalt und Staatsverwaltung wird und deren Rechte und Pflichten genau vorgegeben sind. Damit auch alle Angehörigen einer Gesellschaftsgruppe in den Genuß der Leistungen der jeweiligen Selbstverwaltungseinrichtung kommen können, werden sie gesetzlich zur Mitgliedschaft verpflichtet (Kammerzugehörigkeit, Pflichtversicherte in der GKV). Und damit andererseits jede Selbstverwaltung ihre Aufgaben autonom und autark erfüllen kann, darf sie eine eigene Satzung erlassen, und die Pflichtmitglieder wählen die Ehrenamtsträger in die verschiedenen Organe und Gremien aus ihren eigenen Reihen, stellen ihnen aber kraft gesetzlicher Finanzhoheit über Pflichtbeiträge auch die für die Erfüllung der Aufgaben notwendigen finanziellen Mittel zur Verfügung, die u.a. dazu dienen, jede Selbstverwaltung mit einer fachlich kompetenten, leistungsfähigen Verwaltung auszustatten. Der Staat beschränkt sich auf die bloße Rechtsaufsicht, indem er darauf achtet, daß in den Selbstverwaltungen nicht gegen Gesetz und – genehmigungsbedürftiges – Satzungsrecht verstoßen wird.

Der Aufgabenbereich der Kammern wurde im Abschnitt 4 über die „Beruflichen Einrichtungen" bereits knapp skizziert. Dennoch hat selbst das einzelne Kammermitglied oft keine richtige Vorstellung darüber, wie groß die Zahl der Ausschüsse, Kommissionen und Arbeitsgemeinschaften ist, deren Arbeit Präsident und Kammervorstand ebenso zu koordinieren und zu überwachen haben wie die Tätigkeit in den Bezirks- und Kreisstellen. Abb. 17 vermittelt dazu am Beispiel der Ärztekammer Nordrhein einen wenigstens oberflächlichen Überblick.

Ähnlich sehen die Orgagramme Kassenärztlicher Vereinigungen aus. Die KV Westfalen-Lippe z.B. unterhält eine sog. Landesstelle als Geschäftsstelle des Vorstands, die zugleich Sitz der Geschäftsführung ist. Daneben bestehen 2 Verwaltungsstellen, denen jeweils 4 bzw. 7 Bezirksstellen angeschlossen sind. Damit will man bei der Betreuung der Kassenärzte so ortsnah wie möglich sein. Dennoch ist es für den einzelnen Arzt nicht immer leicht herauszufinden, an welche Stelle er sich mit welchem Anliegen zu richten hat. So ist z.B. für Zulassungs- und Arztregisterangelegenheiten die Landesstelle zuständig, für Niederlassungsangelegenheiten die jeweilige Bezirksstelle und für Abrechnungsangelegenheiten eine der beiden Verwaltungsstellen.

In den 4 Grundsäulen der sozialen Sicherung war die Selbstverwaltung von Anfang an ein konstitutives Konstruktionselement und ist es bis heute geblieben: In § 29 Sozialgesetzbuch IV hat der Gesetzgeber sich so deutlich zur Selbstverwaltung bekannt, daß er – wie auch das Bundesverfassungsgericht anerkennt – den Selbstverwaltungsgrundsatz zu einem tragenden Organisationsprinzip des bestehenden Sozialversicherungssystems erhoben hat. Daran ist immer wieder zu erinnern, wenn über Reformmodelle in der Sozialversicherung *ohne* Selbstverwaltung spekuliert wird.

Verglichen mit Renten-, Unfall- und Arbeitslosenversicherung ist das Gewicht der Selbstverwaltung in der Gesetzlichen Krankenversiche-

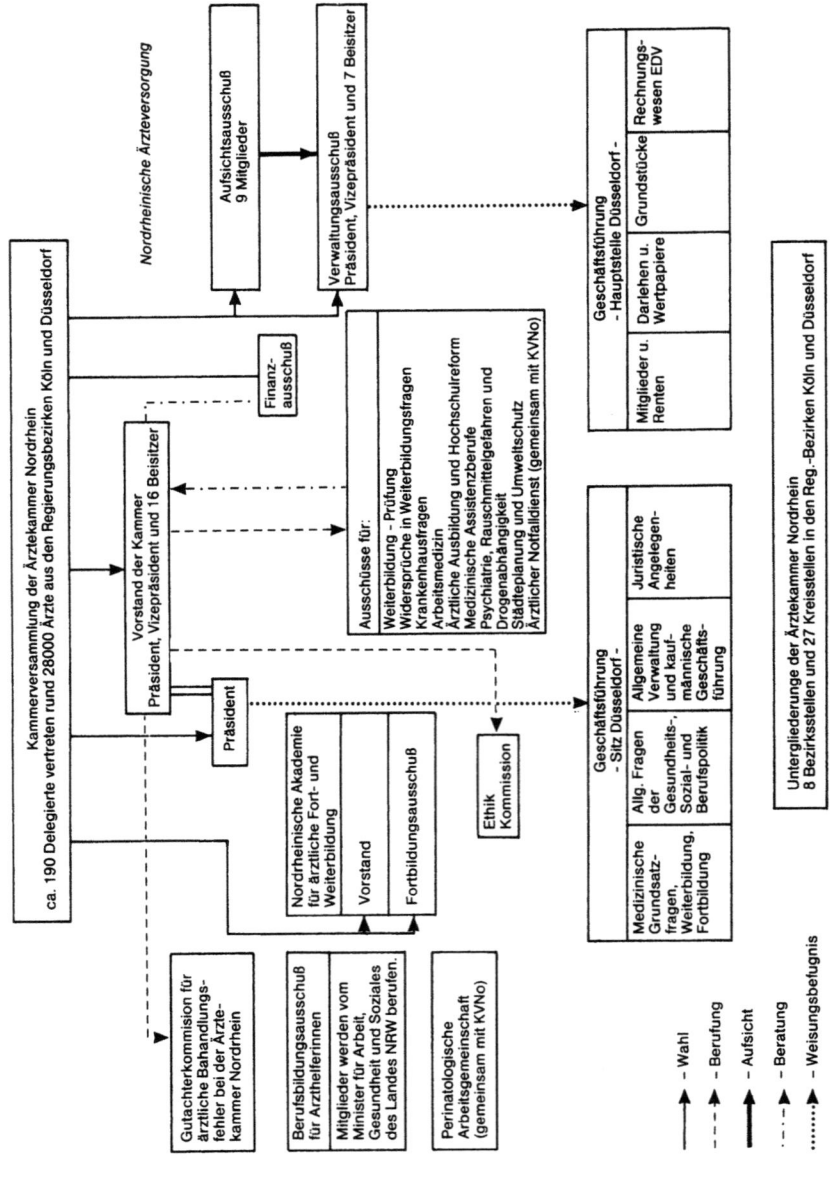

Abb. 17. Einrichtungen der Ärztekammer Nordrhein

rung sicher am größten: sie kann für ihre Versicherten über die Satzungen neben den gesetzlichen Regelleistungen noch Mehrleistungen anbieten, sie hat volle Finanzhoheit und im Vertragsrecht sowie in der gemeinsamen Selbstverwaltung Gestaltungs- und Entscheidungsspielräume für die Versorgung der Bevölkerung mit Gesundheitsleistungen – und damit zur Mitbestimmung des Versorgungsniveaus –, denen in den anderen Bereichen der Sozialversicherung Vergleichbares nicht gegenübersteht. Immer wieder werden jedoch auch Zweifel laut, ob die Selbstverwaltung in der GKV die ihr gebotenen Möglichkeiten auch hinreichend nutzt – und worauf solche Enthaltsamkeit zurückzuführen sein könnte.

Eine erste Überlegung in diesem Zusammenhang wird sicher bereits dem Zustandekommen und der Zusammensetzung der Selbstverwaltungsgremien in der GKV gelten müssen: allein die Gremien der Ersatzkassen sind nur mit Vertretern der Versicherten besetzt, die Bundesknappschaft ist es zu $2/3$ mit Versicherten und zu $1/3$ mit Arbeitgebern, während Vertreterversammlung und Vorstand in den Orts-, Betriebs- und Innungskrankenkassen sich paritätisch, d.h. je zur Hälfte aus Versicherten und Arbeitgebern, zusammensetzen (vgl. Abb. 18). Wann immer von „Vertretern der Versicherten" die Rede ist, handelt es sich, zumindest bei den Orts-, Betriebs- und Innungskrankenkassen, in der Regel um Vertreter der Gewerkschaften. Und damit die einzelnen Gewerkschaften bei den alle 6 Jahre stattfindenden Sozialwahlen nicht gegeneinander um die Stimmen der Versicherten wetteifern müssen, einigen sie sich untereinander auf eine „Einheitsliste", bei der dann die darauf Vorgeschlagenen als gewählt gelten. Solche „Friedenswahlen" fanden bisher bei allen seit 1953 abgehaltenen Sozialwahlen auch auf Arbeitgeberseite statt, die stets nur eine Vorschlagsliste einreichte. Frage: Erfüllt diese Praxis wirklich den Sinn der Sozialwahlen, in denen die Versicherten und ihre Arbeitgeber darüber bestimmen sollen, wer für die nächsten 6 Jahre *ihre Interessen* in den Vertreterversammlungen der GKV vertritt? Welchen Sinn haben Sozialwahlen für Versicherte, wenn ihnen ihre Kandidaten und deren Programme, falls sie solche haben sollten, nicht bekannt sind, wenn sie nicht mit ihnen diskutieren können, wenn die Gewählten während ihrer Amtszeit praktisch keiner Kontrolle unterliegen und ihre Wiederwahl mit ihrer Amtsausübung in keinem Zusammenhang steht? Der gelegentliche Hinweis auf die angebliche Kontrolle der Ehrenamtsträger durch die „entsendenden" Organisation – Gewerkschaften oder Arbeitgeberver-

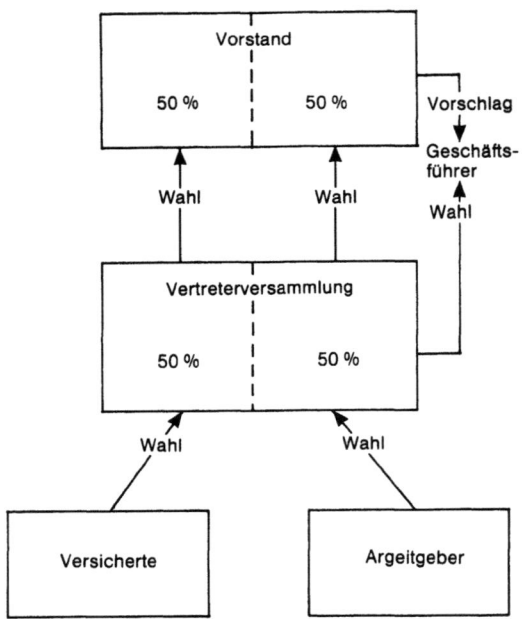

Abb. 18. Gremien der GKV

bände – stößt ebenfalls ins Leere, wenn man allein den hohen Anteil der Pensionäre, insbesondere in den Vorständen, berücksichtigt. So darf man sich nicht wundern, wenn die Wahlbeteiligung trotz steigender Sozialversicherungsbeiträge und beträchtlicher Zusatzbelastungen der Versicherten seit 1974 bei ca. 44% stagniert.

Eine weitere Überlegung im Zusammenhang mit Zweifeln an praktizierter Stärke der GKV-Selbstverwaltung resultiert gleichsam aus der ersten: GKV-Vorstände, die wie beschrieben zustandekommen und zusammengesetzt sind, unterliegen mangels kritischer Begleitung ihrer Politik auch keinen Handlungszwängen, wie sie etwa ärztlichen oder gar zahnärztlichen Organisationen eigen sind. Das gilt insbesondere für ihr Auftreten gegenüber dem Gesetzgeber und für ihr Verhältnis zur staatlichen Aufsicht. Eigene programmatische Konzeptionen brauchen lange Entwicklungs- und Entscheidungswege, sind im Ergebnis meist halbherzige Kompromisse und werden daher häufig auch mehr von der Verwaltung vorbereitet und öffentlich vorgetragen als von der Selbstverwaltung. Wie immer dann das Ergebnis des Gesetzgebers ausfällt: es könnte, sollte es wirklich einmal nötig werden, gegenüber der eigenen Organisation stets so dargestellt werden, daß man es so akzeptieren müsse, weil der Einfluß anderer Gruppen stärker oder/und ein anderer Kompromiß in der Selbstverwaltung nicht möglich war. Das unterstreicht die eminent starke Stellung der Verwaltung in der GKV im Vergleich etwa zur Verwaltung in den Körperschaften der Heilberufe. Ungeachtet der Stellung des Geschäftsführers in der GKV kraft Gesetzes sind auch Verständnis und Selbstverständnis der Verwaltung hier und dort grundverschieden: Betrachten die Selbstverwaltungen der Heilberufe ihre Verwaltungen mehr oder minder als notwendiges Übel („unsere Angestellten"), so genießen sie in der GKV dank ihrer Fachkompetenzen und ihrer Tradition so große Achtung, daß auch in allen Beratungsgremien der Verbandsvorstände Mitglieder der Verwaltung vertreten sind und eigene Verwaltungsgremien – wie Kommissionen der Fachreferenten oder der Geschäftsführer – Entscheidungen der Vorstände vorbereiten. Diese Umstände und die natürlichen Schwächen der Selbstverwaltungsgremien erlauben die Feststellung, daß in der Selbstverwaltung der GKV die Entscheidungen mehr nach Fach- und Sachaspekten getroffen werden als nach (sozial- oder gesundheits-)politischen. Das braucht keineswegs (immer) von Nachteil zu sein, kann aber eine Erklärung dafür geben, weshalb sich andere Organisationen von Fall zu Fall mit ihren Anliegen beim Gesetzgeber, bei der Aufsicht oder in der Öffentlichkeit besser durchsetzen können als die GKV, und weshalb sich die GKV-Selbstverwaltung mehr oder minder damit zufriedengibt, den hauptsächlich vom Gesetzgeber und von der Rechtsprechung bestimmten Leistungskatalog zu finanzieren. Da jedoch Politiker immer wieder neue Leistungen einführen oder alte aufbessern werden – schon aus politischen Zwängen heraus –, ohne sich über deren Finanzierung den Kopf zerbrechen zu müssen, können sie auf die Selbstverwaltung in der GKV nicht verzichten.

Mit diesen kritischen Anmerkungen soll indessen lediglich angeregt werden zu überlegen, wie die Effektivität der GKV-Selbstverwaltung gesteigert und ihre Akzeptanz insbesondere bei den Versicherten verbessert werden könnte. Eine Abschaffung der Selbstverwaltung kommt nicht in Betracht, denn zur Selbstverwaltung gerade im Gesundheitswesen gibt es trotz ihrer unbestreitbaren Nachteile und Mängel keine Alternative.

8 Reform des Gesundheitswesens

Unter Politikern, Repräsentanten des Gesundheitswesens und Vertretern der unterschiedlichsten Interessentengruppen finden immer heftiger ausgetragene Diskussionen und Auseinandersetzungen um eine Reform unseres Gesundheitswesens statt, die auch durch neue gesetzliche Regelungen gewiß noch nicht beendet werden. Zu deren Verständnis und Beurteilung mag es daher hilfreich sein, die am häufigsten vorgetragenen Sach-Argumente in einem strukturierten Überblick darzustellen. Dabei kann davon ausgegangen werden, daß über die Hauptursachen der Ausgabensteigerungen, der Beitragssatzerhöhungen, der Dysfunktionen in den verschiedenen Leistungs- und Versorgungsbereichen etc. unter den Partnern und Parteien dieses Gesundheitswesens weitgehend Einigkeit besteht. Vielmehr soll deutlich zu machen versucht werden, welche Vorschläge an die einzelnen Gruppen und Einrichtungen zur (Struktur)reform dieses Gesundheitswesens gemacht werden, ohne zu sagen, von wem diese Vorschläge jeweils stammen: zu häufig ist die Etikettierung des Absenders der objektiven Prüfung des Inhalts hinderlich! Daß in eine so strukturierte Auflistung von Reformvorschlägen auch Widersprüche einfließen, ist unvermeidlich, aber vertretbar, weil ja keine Darstellung eines in sich schlüssigen Programms angestrebt wird. Die jeweilige Reihenfolge der Vorschläge ist zufällig.

8.1 Staat/öffentliche Hand

- Übernahme „versicherungsfremder Leistungen" der GKV,
- Abschaffung der Konzertierten Aktion im Gesundheitswesen,
- Unterstützung notwendiger Reformen durch gesetzliche Maßnahmen,
- äußerste Zurückhaltung bei der Ausweitung des Leistungskatalogs in der Zukunft,

- Sicherstellung der Voraussetzungen für eine regelmäßige Gesundheitsberichterstattung,
- Erarbeitung eines Programms für eine „gesamtverantwortliche Gesundheitspolitik" mit der Vorgabe von Zielen und Prioritäten bei notwendigen Anpassungen oder Änderungen,
- Einführung rechtlicher Schranken für die Rechtsschöpfung durch Rechtsprechung,
- rechtliche Auflagen zur Beachtung der Auswirkungen insbesondere höchstrichterlicher Entscheidungen für Bereiche des Gesundheitswesens.

8.2 Ambulante Versorgung durch Ärzte und Zahnärzte

- Verknüpfung des ärztlichen Honorars mit den Kosten für veranlaßte Leistungen,
- Einschränkung der Niederlassungsfreiheit durch ein Bedarfszulassungsgesetz,
- Errichtung von Lehrstühlen für Ökonomie im Gesundheits- und Sozialwesen,
- Anpassung der Studentenzahlen an den Ärztebedarf,
- Festlegung einer verbindlichen Altersgrenze für Kassenärzte zur Rückgabe der Approbation bzw. Kassenzulassung,
- Einführung einer „Gebrauchsinformation für Fachkreise" in der Arzneimittelversorgung,
- gesetzliche Regelung für ärztliche Stellungnahmen zum fachlichen Inhalt von Werbeaussagen und wissenschaftlichen Informationen über Arzneimittel,
- Verpflichtung der Ärzte zur Verordnung der preisgünstigeren Medikamente (Generika), wenn der angestrebte Erfolg auch durch sie erreicht werden kann,
- mehr Lehrstühle für präventive Zahnheilkunde,
- höhere Bewertung präventiver zahnmedizinischer Leistungen in der Gebührenordnung,
- Einführung einer flächendeckenden und systematischen Gruppenprophylaxe,
- Aufteilung der von Dentallabors an Zahnärzte zu gewährenden Rabatte zwischen Zahnärzten und Krankenkassen,
- Vorgabe eines auf den Arzt bezogenen und an der Zahl der Patien-

ten sowie an der Fachgruppe orientierten Arzneimittelbudgets durch die GKV,
- Fort- und Weiterbildungsmaßnahmen für Ärzte zur Arzneimittelversorgung,
- Einführung von Bonus-Malus-Regelungen für Heil- und Hilfsmittel,
- Gründung eines von Kassenärzten und Krankenkassen gemeinsam betriebenen Arzneimittelinstituts für die kassenärztliche Versorgung,
- verstärkte Anstrengungen zur Vermeidung illegaler Abrechnungen durch Kassenärzte und Kassenzahnärzte,
- Veränderung der Vergütungsstrukturen in der kassenärztlichen Versorgung durch Abschaffung der Einzelleistungsvergütungen und die Einführung von diagnosebezogenen Fallpauschalen bzw. Leistungskomplexen,
- Einführung einer Weiterbildung als Voraussetzung für die Zulassung als Kassenarzt,
- Vorrang der Leistungen zur Zahnerhaltung gegenüber denen für Zahnersatz in der Vergütungsstruktur,
- Förderung des Preiswettbewerbs bei zahntechnischen Leistungen,
- Einführung einer besonderen Zulassung für den Betrieb eines vom Zahnarzt unterhaltenen Praxislabors,
- Entflechtung der Kassenärztlichen Vereinigungen als Körperschaften des öffentlichen Rechts,
- Verbesserung der Versorgung psychisch Kranker; flächendeckende psychiatrische Versorgung vor allem durch niedergelassene Ärzte,
- Aufwertung personenbezogener Leistungen des Arztes,
- generelle Verbesserung der ärztlichen Fort- und Weiterbildung,
- Erhöhung der Qualität und Effektivität in der ambulanten ärztlichen und zahnärztlichen Versorgung,
- Reduzierung des Investitionsaufwandes für diagnostisch-technische und therapeutisch-technische Leistungen in der ambulanten Versorgung,
- noch mehr Umstrukturierungen für Vergütungen ärztlicher und zahnärztlicher Leistungen über die Bewertungsmaßstäbe,
- Beschränkung des freien Zugangs zur kassenärztlichen Versorgung oder Beschränkung der Vergütung für kassenärztliche Leistungen.

8.3 Stationäre Versorgung

- Erneute Novellierung des Krankenhausfinanzierungsgesetzes,
- Abbau von Krankenhausbetten durch Wettbewerb: Krankenkassen sollen das Recht haben, die Krankenhäuser nach Effizienz und Effektivität auszuwählen,
- mehr Einfluß der Ärzteschaft und der GKV bei Planungs- und Investitionsentscheidungen,
- Entlastung der Krankenhauspflege durch Förderung der häuslichen Pflege,
- Ausweitung ambulanter Behandlungen im Krankenhaus,
- Beschränkung der medizinisch-technischen Ausrüstung von Krankenhäusern nach ihrer jeweiligen Zweckbestimmung,
- bessere Verzahnung zwischen ambulanter und stationärer Versorgung,
- Errichtung geriatrischer Abteilungen in den Krankenhäusern,
- Entflechtung und Umstrukturierung der bestehenden Nervenkrankenhäuser in überschaubare Bereiche,
- Verzahnung der ambulanten und stationären psychiatrischen Versorgung,
- Vereinbarung eines „diagnosebezogenen Honorars" mit den Kliniken,
- Verbesserung von Qualität und Effektivität in der stationären Versorgung,
- Einführung von Kontrollen zur Sicherung von Qualität, Wirksamkeit und Wirtschaftlichkeit im Krankenhaus,
- Aufstellung bundeseinheitlicher Normen und Standards für die Bedarfsbemessung und Ausrüstung im Krankenhauswesen,
- strikte Orientierung der Ausgaben für Krankenhausleistungen an der Grundlohnsummenentwicklung,
- Abschaffung der Unwirtschaftlichkeit und Ausschöpfung vorhandener Rationalisierungsreserven,
- Überführung von Krankenhausgesellschaften in Körperschaften des öffentlichen Rechts.

8.4 Arzneimittelversorgung

- Verfeinerung der Preisvergleichsliste,
- höhere Anforderungen an die Zulassung neuer Medikamente,
- Einführung einer Bonus-Malus-Honorierung für Kassenärzte im Zusammenhang mit ihrem Verordnungsverhalten,
- Auswahl der für eine vollwertige Versorgung notwendigen Arzneimittel nach Preis- und Qualitätsgesichtspunkten durch die GKV,
- direkte Verhandlungen zwischen der GKV und Herstellern oder Herstellerzusammenschlüssen von Arzneimitteln,
- bessere Wirksamkeitsnachweise für Kombinationspräparate,
- Beseitigung von Auswüchsen bei der Arzneimittelwerbung,
- Verbot der Publikumswerbung für besondere Arzneimittel,
- Reduzierung der Arzneimittelpreise,
- Einführung einer Positivliste,
- Errichtung einer Körperschaft öffentlichen Rechts für Arzneimittelhersteller,
- gesetzliche Erlaubnis an die GKV zur Einführung und Durchführung wettbewerbsfördernder Maßnahmen der Nachfrageseite.

8.5 Öffentlicher Gesundheitsdienst

- Einführung und Förderung der Gesundheitserziehung und Gesundheitsbildung in den Kindergärten und Schulen,
- mehr Motivation der Bevölkerung zur Teilnahme an Früherkennungsuntersuchungen,
- Durchführung flächendeckender Schutzimpfungen,
- Sicherstellung der Funktionsfähigkeit des ÖGD,
- Bekämpfung von Volkskrankheiten.

8.6 Gesetzliche Krankenversicherung

- Einschränkung des Leistungskatalogs für Regelleistungen,
- Ausgrenzung versicherungsfremder Leistungen,
- Trennung des Gesundheitsschutzes in eine solidarische Grund- und eine private Zusatzversicherung (Grund- und Zusatzleistungen),
- neue Abgrenzung des Personenkreises zwischen gesetzlicher und privater Krankenversicherung,

- höhere Beiträge der Rentenversicherung oder des Staates (Staatszuschüsse) zur Krankenversicherung der Rentner (wodurch die Beitragssätze der GKV um durchschnittlich 3,4% gesenkt werden könnten),
- Stärkung des Wettbewerbs unter den Gesetzlichen Krankenkassen,
- Stärkung der Prävention im ärztlichen Leistungssystem,
- Substitution des Sachleistungssystems durch ein Kostenerstattungssystem,
- gesetzliche Berechtigung zur Auswahl tatsächlich benötigter Leistungsangebote und Leistungsanbieter aus dem Gesamtangebot mit der Folge des Ausschlusses nicht benötigter Kapazitäten,
- Abschaffung des Solidarprinzips in der GKV,
- Beseitigung bestehender Wettbewerbsnachteile einzelner Kassenarten im Mitgliedschafts-, Beitrags-, Leistungs- und Kassenarztrecht,
- Entflechtung der Gesetzlichen Krankenkassen als Körperschaften des öffentlichen Rechts als ein Schritt zur „Entstaatlichung der GKV",
- Prüfung der Gesetzlichen Krankenkassen durch die Rechnungshöfe,
- Stärkung der Selbstverwaltung durch Einführung einer „Experimentierklausel" in der GKV, die die Beitragssatzstabilität untermauern, die Innovationsfreudigkeit der Selbstverwaltung stärken, neue Instrumente für die Strukturreform gewinnen und mit finanziellen „Anreizen" auch Möglichkeiten und Grenzen der Krankenkassen zu autonomen Modifikationen der Leistungen und Ausgaben testen soll,
- Ausgliederung selbstverschuldeter Risiken aus der GKV,
- Senkung der Lohnfortzahlung im Krankheitsfall auf 80% des Bruttoentgelts,
- Erhöhung der Tabak- und Alkoholsteuer zur Mitfinanzierung der GKV und PKV,
- Überprüfung der versicherungsrechtlichen Unterscheidungen zwischen Arbeitern und Angestellten,
- Überprüfung der Beitragsbemessungsgrenze,
- Verbesserung der Versorgung psychisch Kranker,
- Abschaffung der „Friedenswahlen" in der Sozialversicherung und Verkürzung der Wahlperiode auf 4 Jahre,
- Schaffung von mehr Transparenz in allen Leistungsbereichen,
- keine einseitige Belastung der GKV durch Pflegefälle,
- Entzerrung der Wettbewerbsbedingungen zwischen GKV und PKV,

- einheitliche Aufsicht für alle Kassenarten in der Krankenversicherung,
- bessere Frühförderung von Behinderten,
- Angebot von Wahltarifen durch die GKV,
- Stärkung der Finanzgrundlagen der GKV,
- Erhaltung und Weiterentwicklung des sozialen und gegliederten Systems der GKV mit seinen traditionellen Prinzipien (Solidarprinzip, Selbstverwaltungsprinzip, Sachleistungsprinzip und gegliedertes System),
- Erweiterung der Gestaltungsräume der Selbstverwaltung,
- Ordnungspolitische Neuorientierung der GKV nach der Maxime „Subsidiarität soweit wie möglich, Solidarität soweit wie nötig",
- Absage an „mehr Markt" und „mehr Staat" zur besseren Ausgabensteuerung im Gesundheitswesen,
- keine Kostenverschiebungsaktionen des Gesetzgebers mehr zu Lasten der GKV,
- Anpassung der traditionellen Prinzipien der GKV an die heutige Situation,
- Neubestimmung der Grenzlinie zwischen den künftigen Leistungen der Versichertengemeinschaft und der Selbsthilfe in Eigenverantwortung,
- gesetzliche Festlegung einer Obergrenze für Beitragssätze,
- gesetzliche Regelung eines Finanzausgleichs unter den Krankenkassen (gleichen Typs) eines Bundeslandes,
- häufigere Verweigerungen von Beitragssatzerhöhungen durch Vorstände und Vertreterversammlungen Gesetzlicher Krankenkassen,
- Freiheit der Kassenwahl auch für Arbeiter.

8.7 Versicherte

- Ausbau der Selbstbeteiligung (Einschränkung: nur bei gesundheitlicher Unbedenklichkeit, sozialer Verträglichkeit und wirksamer Steuerungsfunktion),
- strikte Ablehnung jeder Art von Selbstbeteiligung über die Beitragszahlung hinaus,
- Ersatz der pauschalen Verordnungsblattgebühr durch eine prozentuale Selbstbeteiligung bei Arzneimitteln,
- gesundheitsbewußtere Lebensführung; mehr Eigenverantwortung für die persönliche Gesundheit,

- Beitragsermäßigungen oder -rückerstattungen bei nachweislich gesundheitsbewußtem Verhalten,
- Ausdehnung der Selbstbeteiligung in der zahnmedizinischen Versorgung auch auf Parodontalbehandlung und Kieferorthopädie,
- Eigenleistung des Versicherten für jede anspruchsvollere zahnmedizinische Versorgung – besonders beim Zahnersatz,
- Förderung eines bei den Versicherten verbreiteten und wirksamen Kostenbewußtseins,
- Verbindung gesundheitsbewußten Verhaltens mit einem Bonus-Malus-System in der gesamten finanziellen Belastung.

8.8 Arbeitgeber(verbände)

- Abbau von Gesundheitsgefahren am Arbeitsplatz,
- Erarbeitung eines gemeinsamen Konzepts zur Strukturreform des Gesundheitswesens,
- Unterstützung der GKV gegenüber der Pharmaindustrie,
- Beteiligung an der Selbstverwaltung aller Kassenarten der GKV.

8.9 Gewerkschaften

- Abbau von Gesundheitsgefahren am Arbeitsplatz,
- Mitwirkung bei der Motivierung zu gesundheitsbewußterem Verhalten der Versicherten,
- Aufklärungsmaßnahmen zur stärkeren Inanspruchnahme von Vorsorge- und Früherkennungsuntersuchungen,
- verbindliches Bekenntnis zum gegliederten System der GKV.

9 *Ausblick*

Obwohl von allen Diskussionsteilnehmern beteuert wird, sämtliche Teilhaber am Gesundheitswesen, sowohl Leistungserbringer als auch Versicherte, müßten bei der anstehenden Strukturreform zu einer Stabilisierung des Systems beitragen, ist doch unverkennbar, daß auf der finanziellen Mehrbelastung der Versicherten – insbesondere durch Selbstbeteiligung – einer der deutlichen Schwerpunkte bei den meisten der vorgeschlagenen Reformmaßnahmen liegt. Die Ausgestaltung einer solchen Selbstbeteiligung bietet viele Möglichkeiten, die auch in den Auswirkungen und Beurteilungen zu sehr unterschiedlichen Ergebnissen führen. Daher war es schon aus dieser Sicht geboten, zur Erleichterung der sachlichen Prüfung dieses sozialpolitisch, gesundheitspolitisch, allgemeinpolitisch und nicht zuletzt ideologisch so umstrittenen Instruments nachfolgende Übersicht zu erstellen.

Vergessen wir nicht: während die 3 anderen großen Säulen unserer sozialen Sicherung nach dem 2. Weltkrieg grundlegend reformiert wurden (Rentenversicherung 1957, Unfallversicherung 1963, Arbeitslosenversicherung 1968), befindet sich allein die GKV in ihrer gesetzlichen Grundkonzeption praktisch noch im Urzustand ihrer 1883 erfolgten Einführung. Zwei großangelegte Versuche zur „Reform an Haupt und Gliedern" sind 1958/60 und 1962/63 unter dem damaligen Bundesarbeitsminister *Theodor Blank* gescheitert, gescheitert v. a. am Widerstand gegen ein durchgängiges Konzept der Selbstbeteiligung der Versicherten. Freilich haben sich die Verhältnisse inzwischen geändert – auch bei den Versicherten, und wichtige Erfahrungen wurden ebenfalls gewonnen. Aber ob sich auch die gesellschaftlichen und politischen Kräfte so gewandelt haben, daß eine Selbstbeteiligung der Versicherten über ihre GKV-Beiträge hinaus als durchschlagendes Steuerungsinstrument bei der Versorgung unserer Bevölkerung mit Gesundheitsleistungen auf Dauer durchgesetzt werden könnte, erscheint zweifelhaft. Und der dritte Anlauf zu einer wirksamen Reform der GKV bräuchte keineswegs daran zu scheitern, daß bei zusätzlichen

Elemente der Selbstbeteiligung (SL Sachleistungsprinzip, *KEr* Kostenerstattungsprinzip, *LE* Leistungserbringer, z. B. Arzt, Apotheke, Optiker)[a]

	Finanzierung durch Verursachung	Risikozuschlag beim Beitragssatz	Selbstbehalt	Honorarabhängig	Absolut	Prozentual Selbstbeteiligung	
						<100%	=100%
	(1)	(2)	(3)	(4)	(5)	(6)	(7)
I. Ausgestaltung	Nicht unmittelbar abhängig von Leistungsinanspruchnahme		Unmittelbar abhängig von der Leistungsinanspruchnahme				
1. Besonderheiten/ Anknüpfungspunkte	Zweckbindung von Alkoholsteuer, Zuckersteuer etc.	z. B. Übergewicht, Alter, etc.	die ersten „x" DM eines Quartals z. B.	Honorar minus KEr gemäß SL-Tarif (nur bei KEr mit freier Preisbildung)	feste „Gebühren"	bezieht sich auf gesamte Kosten oder	selektiver Leistungsausschluß
2. SL/KEr	–	–	SL/KEr	nur KEr	KEr SL	SL/KEr	(SL/KEr)
3. Zu verrechnen bei/ zu erheben von	„Fiskus"	Kasse	Kasse	–	Kasse Kasse/ LE	Kasse	LE
4. Auch als Bonus/ Rückgewähr realisierbar	–	–	ja	–	ja	ja	–
5. Wahltarife möglich	–	(ja)	ja	–	(ja) (nein)	ja	ja
6. Höchstgrenze möglich	nein	ja	autom.	(nein)	((ja))	ja	(nein)

Elemente der Selbstbeteiligung (SL Sachleistungsprinzip, *KEr* Kostenerstattungsprinzip, *LE* Leistungserbringer, z. B. Arzt, Apotheke, Optiker)[a] (Fortsetzung)

	Finanzierung durch Verursachung (1)	Risikozuschlag beim Beitragssatz (2)	Selbstbehalt (3)	Honorarabhängig (4)	Absolut (5)	Prozentual Selbstbeteiligung <100% (6)	=100% (7)
II. Auswirkungen							
7. Steuereffekt	nein	nein	ja	ja	ja	ja	ja
8. „Gesundheitsbewußtsein	positiv	(positiv)	eher unbedeutend	positiv	eher unbedeutend	positiv	positiv
9. Finanzierungseffekt	ja	ja	ja	nein	ja	ja	ja
10. Soziale Berücksichtigung möglich	nein	ja	ja	(nein)	(ja)	ja	(nein)
III. Kritik							
11. „Jetzt-erst-recht-Effekt"	–	–	ja	nein	(ja)	(nein)	nein
12. Verschleppungsgefahr	–	–	ja	(ja)	(ja)	(ja)	ja
13. Fehlsteuerung	–	–	–	ja	–	–	–
14. Administrativer Aufwand	(ja)	ja	ja	(ja)	ja	ja	nein

[a] Übersicht nach dem unveröffentlichten Manuskript eines Seminarreferats (1980) von Thorold Ulfert Buchholz (†)

Belastungen der Versicherten sich nicht alle Vorstellungen realisieren lassen.

Nicht minder ernsthafte Bedenken sind gegenüber jenen Praktikern, Gesundheitsökonomen und Gesundheitspolitikern zu erheben, die die derzeitigen Schwächen unseres Gesundheitswesens mit einer rigorosen Einführung von „mehr Marktelementen" beseitigen wollen. Ihnen konzediert der Tübinger Mediziner Michael *Arnold*, Mitglied des Sachverständigenrates für die Konzertierte Aktion im Gesundheitswesen, zwar, daß ihre Vorschläge auf einer hohen Abstraktionsebene der Diskussion sehr bestechend seien, aber ein gewachsenes System, das ein wesentliches Element des sozialen Lebens darstellt, zerstören und daher in der Bundesrepublik Deutschland derzeit auf erhebliche politische Widerstände stoßen würden, zumal es – gerade auch unter Berücksichtigung internationaler Erfahrungen – größte Schwierigkeiten bereiten dürfte zu beweisen, daß dies wirklich der bessere Weg sei, der auch zu besseren Ergebnissen führt (vgl. *Medikament & Meinung*, Nr. 9, vom 15. September 1987, S. 4).

Es bleibt also dabei: Soll wirklich eine Strukturreform unseres Gesundheitswesens realisiert werden, die diese Bezeichnung verdient, kann sie weder von einseitiger Lastenverteilung noch von monistischen Heilslehren oder Mechanismen erwartet werden, sondern sie ist und bleibt Gemeinschaftsaufgabe *aller* Beteiligten unter der politischen Verantwortung des Staates, der die Ziele dieser Reform nur dann erreichen wird, wenn er endlich ein klares Konzept vorlegt und den Mut hat, dieses auch gegen noch so harte Widerstände mächtiger Interessentengruppen durchzusetzen. Gelingt dies nicht in absehbarer Zeit, bleibt das Gesundheitswesen für weitere Jahrzehnte Zerreißproben gesellschaftlicher und politischer Kräfte ausgesetzt, obwohl die Erfahrungen in der Energie- oder in der Landwirtschaft eigentlich davon abschrecken sollten.

Anhang A: Glossar

Ausgewählte Stichwörter aus dem Gesundheitswesen mit kurzen Definitionen/Erläuterungen

Abdingung

Durch einen privatrechtlichen Vertrag vor allem zwischen Zahnarzt und Patient werden in der Regel Leistungen (insbesondere bei Zahnersatz) vereinbart, die nicht in der kassenärztlichen bzw. vertragszahnärztlichen Versorgung vorgesehen sind. Nach § 182 c Abs. 5 RVO können seit 01.01.1982 in bestimmten Fällen (aufwendigerer Zahnersatz) auch Vertragsleistungen abgedungen werden, doch muß hierüber vor Beginn der Behandlung zwischen dem Kassenzahnarzt und dem Versicherten eine schriftliche Vereinbarung (Abdingung) über die vom Versicherten selbst zu tragenden Mehrkosten getroffen werden. Es gelten dann die Gebühren der GOZ. Bei den Kassenärzten ist eine Abdingung nur bei Privatpatienten im Rahmen der gültigen GO möglich und ohne nennenswerte Bedeutung.

Abrechnung

Die A. der an der kassenärztlichen Versorgung teilnehmenden Ärzte erfolgt anhand der Behandlungsausweise (Krankenscheine) für die im abgelaufenen Quartal erbrachten Leistungen. Die Details sind in Honorarverteilungsmaßstäben und in den Abrechnungsbestimmungen der KVen geregelt. Je nach Abrechnungsverfahren (ob nach Einzelleistungen, Kopfpauschale, Fallpauschale oder nach einem Mischsystem) werden von der KV die Vergütung je Arzt und die Gesamtvergütung je Krankenkasse ermittelt und dieser in Rechnung gestellt. Die Ärzte erhalten vorweg Abschlagszahlungen.

Äquivalenzprinzip

Grundsatz vom Gleichgewicht zwischen Beiträgen und Risiken bzw. Leistungen in der Privatversicherung. Gegensatz: Solidar- und Solidaritätsprinzip.

Ärztekammer(n)

Durch Landesgesetze (Kammergesetze) geschaffene Berufsvertretungen der Ärzte, Apotheker, Zahnärzte und Tierärzte als Körperschaften des öffentlichen Rechts mit Pflichtmitgliedschaft; zuständig für die Gesamtheit der Ärzte, Apotheker, Zahnärzte und Tierärzte, die im Bereich der betreffenden Ä. ihren Beruf ausüben oder ihren Wohnsitz haben. Gesetzlich vorgeschriebener Aufgabenkatalog. Die „Kammern" auf Bundesebene (Bundesärztekammer etc.) sind private, freiwillige Zusammenschlüsse (Arbeitsgemeinschaften) der jeweiligen Länderkammern (s. eingetragener Verein).

Ärztemuster

§ 47 AMG gestattet pharmazeutischen Unternehmern und Großhändlern die kostenlose Abgabe apothekenpflichtiger Arzneimittel insbesondere an Krankenhäuser und Ärzte (Ärztemuster). Es gelten jedoch strenge eingrenzende Bedingungen – wie: Kennzeichnung als „unverkäufliches Muster", Abgabe nur zum Zwecke der Erprobung oder der Ausbildung und auf jeweilige schriftliche Anforderung der Berechtigten, Beschränkung auf 4 Muster je Empfänger und schriftliche Nachweispflicht der pharmazeutischen Unternehmen über alle wichtigen Daten der Musterabgaben – auch für Pharmaberater.

ärztliches Hilfspersonal

Nichtärztliche Therapeuten, die auf Anordnung und unter Leitung bzw. Verantwortung des Arztes tätig werden.

Allgemeine Ortskrankenkasse(n)

Größte Kassenart in der GKV. – Die AOK ist die einzige Kassenart, die bestehen muß und flächendeckend zu errichten ist. Sie ist immer dann für Versicherungspflichtige zuständig, wenn sich für diese keine besondere Kassenzuständigkeit ergibt. Die AOK hat damit eine sog. Basis- oder Auffangfunktion.

ambulante (zahn)ärztliche Versorgung

Behandlung in der Praxis des (Zahn)arztes, in der Wohnung des Kranken oder im Krankenhaus, ohne dort stationär aufgenommen zu werden (ambulante Krankenpflege), im Gegensatz zur stationären Behandlung im Krankenhaus oder in einer Klinik (Krankenhauspflege).

Amtsarzt

Ein bei amtlichen Stellen der Gesundheitsverwaltung (z.B. beim Gesundheitsamt) tätiger Arzt, meist im Beamtenstatus.

angebotsinduzierte Nachfrage

Mit diesem Begriff wird zum Ausdruck gebracht, daß der Arzt Art, Inhalt und Umfang der Leistungen an einem Patienten selbst bestimmt und damit weitgehend auch sein Einkommen beeinflußt.

Angemessenheit der Vergütung

Nach § 368 g Abs. 1 RVO sind die Verträge über die kassenärztliche Versorgung so zu regeln, daß die ärztlichen Leistungen angemessen vergütet werden. Eine Definition und exakte Berechnungsmethoden für eine angemessene Vergütung gibt es nicht.

Apotheker

Diese Berufsbezeichnung darf führen, wer aufgrund der Reichsapothekerordnung und der Bestallungsordnung für Apotheker die akademische Prüfung bestanden und den Bestimmungen über die praktische Tätigkeit nach der Prüfungsordnung für Apotheker entsprochen hat. Die Bestallung erfolgt durch die zuständige Behörde des Landes, in dem die akademische Prüfung abgelegt wurde.

Apothekerassistent

A. darf sich nennen, wer die pharmazeutische Vorprüfung nach der Prüfungsordnung für Apotheker bestanden hat (vorgeprüfter Apothekeranwärter).

Approbation

Behördliche generelle Zulassung zur Ausübung des Berufes als Arzt nach der Ausbildung. Maßgebend dafür ist die vom BMA erlassene Approbationsordnung, die u.a. die Dauer und die Gliederung der Ausbildung in Unterricht und Praxis, die Prüfungen und die Erteilung der Anerkennung als Arzt regelt. Erteilt wird die Approbation durch die zuständige Behörde des Landes, in dem die ärztliche Prüfung abgelegt wurde.

Arzneibuch

Eine Sammlung anerkannter pharmazeutischer Regeln über die Qualität, Prüfung, Lagerung, Abgabe und Bezeichnung von Arzneimitteln. Der BMJFG hat 1978 drei solcher Arzneibücher erlassen: das *Deutsche Arzneibuch*, das *Homöopathische Arzneibuch* und das *Europäische Arzneibuch*.

Arzneimittel

Nach § 2 Abs. 1 des Arzneimittelgesetzes (AMG) sind A. „Stoffe und Zubereitungen aus Stoffen, die dazu bestimmt sind, durch Anwendung am oder im menschlichen oder tierischen Körper Krankheiten, Leiden, Körperschäden oder krankhafte Beschwerden zu heilen, zu lindern, zu verhüten oder zu erkennen ..."

Arzneimittelhöchstbetrag

Nach § 368f Abs. 6 RVO ist seit dem Erlaß des KVKG vom 27. 6. 1977 im Gesamtvertrag für die zu verordnenden Arzneimittel ein Höchstbetrag zu vereinbaren. A. ist der Betrag, den die Ausgaben der an einem Gesamtvertrag beteiligten Krankenkassen für die im Rahmen der kassenärztlichen Versorgung verordneten Arzneimittel bei einer den Erwartungen entsprechenden Entwicklung der Verhältnisse nicht übersteigen sollen. – Zur Erleichterung der Vertragsverhandlungen auf Landesebene haben KBV und die Spitzenverbände der GKV sich bereits 1978 auf gemeinsame Grundsätze geeinigt, deren Hauptinhalt die Vereinbarung eines Frühwarnsystems an die Kassenärzte zu Verhaltenskorrekturen bei Überschreitung der Arzneimittelhöchstbeträge ist, was sie vierteljährlichen Informationen entnehmen können. Etwaige Regreßanträge können aber nur gegen einzelne Ärzte gestellt werden. – Wird von der Konzertierten Aktion im Gesundheitswesen auch eine Empfehlung zum Arzneimittelhöchstbetrag ausgesprochen, der KBV und die GKV-Spitzenverbände zugestimmt haben, brauchen diese eine eigene Empfehlung nicht mehr abzugeben.

Arzneimittelkomission

1) Fachausschuß der Bundesärztekammer. Diese „Arzneimittelkommission der Deutschen Ärzteschaft" bedient die KBV aufgrund der Arzneimittelrichtlinien mit Stellungnahmen über die Verordnungsfähigkeit von Arzneimitteln zu Lasten der Krankenkassen im Rahmen der ärztlichen Behandlung. Dabei kommt es v.a. auf die ausreichende Sicherung der Wirksamkeit eines Arzneimittels an.

2) Zur Arzneimittelversorgung der Patienten in Krankenhäusern besteht ebenfalls eine „Arzneimittelkommission" als Informations-, Beratungs- und Beschlußgremium, deren Hauptaufgabe in der Erstellung und laufenden Fortschreibung einer Arzneimittelliste besteht, in die nur Medikamente aufgrund objektiver und überprüfbarer Kriterien aufgenommen werden sollen.

3) Ganz ähnliche Aufgaben wie die Arzneimittelkommission der Deutshen Ärzteschaft hat schließlich ein entsprechendes Gremium der Bundeszahnärztekammer, das hier „Arzneimittelausschuß" heißt.

Arzneimittelliste

Auswahl von Arzneimitteln, um die Zahl der im Krankenhaus vorrätig zu haltenden Arzneimittel auf das medizinisch notwendige Maß zu beschränken. Bei richtigem Einsatz und laufender Revision kann die Arzneimittelliste ein wichtiges Instrument zur wirtschaftlichen Arzneimittelversorgung im Krankenhaus sein.

Arzneimittelrichtlinien

Gemäß § 368p Abs.1 RVO beschließt der Bundesausschuß der Ärzte und Krankenkassen (§ 368o Abs.1 RVO) u.a. die zur Sicherung der kassenärztlichen Versorgung erforderlichen Richtlinien über die Gewähr für eine ausreichende, zweckmäßige und wirtschaftliche Versorgung der Kranken mit Arzneimitteln. Die KVen und die Verbände der Krankenkassen sind verpflichtet, in ihre Satzungen Bestimmungen aufzunehmen, die die Beachtung dieser Richtlinien sicherstellen. Die vom Bundesausschuß erstmals 1960 beschlossenen Arzneimittelrichtlinien haben seither eine Fülle von Änderungen und Erweiterungen erhalten und beinhalten auch die Preisvergleichsliste.

Arzneimittelversorgung

Dieser Begriff umfaßt die Bereiche der Herstellung, Verteilung und Verwendung von Arzneimitteln. Die Herstellung erfolgt zum überwiegenden Teil in pharmazeutischen Unternehmen und nur noch ausnahmsweise in Apotheken. Für die Verteilung sind der Großhandel, die öffentlichen Apotheken und die Krankenhausapotheken zuständig.

Arzt

Diese Berufsbezeichnung darf führen, wer nach seiner Ausbildung und Prüfung die Approbation als Arzt erhalten hat. Nach der Bundesärzteordnung kann auch die Erlaubnis zu einer nur vorübergehenden Ausübung des ärztlichen Berufes erteilt werden.

Arztdichte

Verhältnis von Arztzahl zur Einwohnerzahl (Ärzte je 100 000 Einwohner) oder von Einwohnerzahl zur Ärztezahl (Einwohner je Arzt). Neben der A. für alle Ärzte kann auch eine solche für einzelne Facharztgruppen ermittelt werden. A. ist ein wichtiger Indikator für die Sicherstellung der ärztlichen Versorgung in einem bestimmten Gebiet (Kreis, Bezirk, Land) und damit auch für die Ärztebedarfsplanung.

Arzthelferin

Ein durch Erlaß des BMA vom 12.01. 1965 geregelter Lehrberuf mit Ausbildungs- und Prüfungsordnung. Prüfung nach 2jähriger Ausbildungsdauer vor dem Prüfungsausschuß der jeweiligen Ärztekammer. Bei der Zahnarzthelferin ist nach ausreichender Berufserfahrung die Weiterbildung zur zahnmedizinischen Fachhelferin (ZMF) möglich.

Arztregister

Jede KV führt nach § 1 der Zulassungsordnung/Ärzte ein eigenes Arztregister, in das jene Angaben zur Person und beruflichen Tätigkeit aufgenommen werden, die für die Zulassung oder Beteiligung an der kassenärztlichen Versorgung von Bedeutung sind. Die Summe aller bei den KVen geführten regionalen Arztregister stellt das bei der KBV geführte Bundesarztregister dar.

Arztwahl, freie

Das Recht des Versicherten der GKV, unter bestimmten Voraussetzungen (vgl. § 368d Abs. 2 und 3 RVO) unter den an der kassenärztlichen Versorgung teilnehmenden Ärzten ihren Behandler frei zu wählen.

Ausschuß der Ärzte und Krankenkassen

Die RVO schreibt sowohl für die Landesebene als auch für die Bundesebene die Bildung von Ausschüssen für Ärzte und Krankenkassen sowie für Zahnärzte und Krankenkassen vor, die zwar paritätisch zusammengesetzt sind, aber neben dem Vorsitzenden noch jeweils 2 weitere unparteiische Mitglieder haben. Die große Bedeutung der Bundesausschüsse liegt v.a. in ihrer weitgehenden Richtlinienkompetenz zur Sicherung der kassenärztlichen Versorgung unter Einschluß aller wichtigen Versorgungsbereiche. Nach Genehmigung durch den BMA sind diese Richtlinien für alle Beteiligten verbindlich.

Bademeister(in)

Genaue Berufsbezeichnugn: „Masseur und medizinischer Bademeister". Ein Heilhilfs- oder Gesundheitsberuf mit gesetzlicher Regelung. Die Ausübung des Berufs kann selbständig erfolgen oder als Angestellter in einer medizinischen Badeanstalt, in einem Krankenhaus etc.

Bagatellarzneimittel

Durch Neuformulierung des § 182f RVO vom 20.12. 1982 wurde eine Reihe von Arzneimittelgruppen von der Kostenübernahme durch die Krankenkassen ausgenommen. Arzneimittel, die üblicherweise bei geringfügigen Gesundheitsstörungen verordnet werden, sind: 1) Arzneimittel bei Erkältungskrankheiten, 2) Mund- und Rachentherapeutika, 3) Abführmittel und 4) Arzneimittel gegen Reisekrankheiten. – KBV und die Spitzenverbände der GKV haben als Hilfe für Ärzte und Krankenkassen bei der Umsetzung dieser Vorschriften 1983 eine gemeinsame Erklärung erarbeitet und ihren Mitgliedern zur Verfügung gestellt. – Zusammen mit anderen Maßnahmen soll die Freistellung der GKV von der Erstattung dieser „Bagatellarzneimittel" ein Beitrag zur Reform des Leistungsspektrums und damit auch zur Kostendämpfung sein. Bisherige Erfahrung: negativ, da eine Substitution durch stärker wirksame und teurere Arzneimittel zu Lasten der Krankenkassen stattfand.

Bayernvertrag

Die zwischen der KV Bayerns und den Landesverbänden der RVO-Krankenkassen seit 1979 abgeschlossenen Gesamtverträge über die kassenärztliche Versorgung mit dem Ziel, die Kostenentwicklung im Gesundheitswesen in vertretbaren Grenzen zu halten – insbesondere durch weniger Krankenhauseinweisungen, gezielte Arzneiverordnungen, eingeschränkte Verordnungen physikalischer Leistungen sowie durch strengere Maßstäbe bei Entscheidungen über Arbeitsunfähigkeit. Als Anreiz zu dieser konsequenten Beachtung des Wirtschaftlichkeitsgebots sollen die Kassenärzte ihre Einzelleistungen (ausgenommen Laborleistungen) ohne Mengenbegrenzung (Deckelung) oder Pauschale vergütet erhalten (Bonus).

Bedarfsplanung

Nach den Richtlinien des Bundesausschusses der Ärzte und Krankenkassen haben die KVen auf der Grundlage einer Strukturanalyse zur Sicherstellung der kassenärztlichen Versorgung Bedarfspläne aufzustellen über die gegenwärtig und künftig erforderliche Zahl an Ärzten, und zwar regional wie auch nach Arztgruppen. – Im Krankenhausbereich stellen die Länder nach § 6 Krankenhausfinanzierungsgesetz Krankenhauspläne und Investitionsprogramme auf, für die nach § 7 eine einvernehmliche Regelung mit den unmittelbar Beteiligten anzustreben ist.

Behandlungsausweis

Oberbegriff für alle Arten von Krankenscheinen und Überweisungsscheinen im Rahmen der kassenärztlichen Versorgung. Ein gültiger B. dokumentiert den Anspruch des Patienten auf für ihn grundsätzlich kostenfreie Behandlung und dient dem Arzt als Abrechnungsgrundlage.

Beitrag

Die Zahlung des B. ist die Hauptpflicht aus dem Versicherungsverhältnis in der GKV. Der B. ist eine öffentlich-rechtliche Abgabe als Gegenleistung für die Übernahme des Versicherungsrisikos durch den Versicherungsträger, das ist die einzelne Krankenkasse, in der GKV. Arbeitnehmer und Arbeitgeber teilen sich den Krankenversicherungsbeitrag je zur Hälfte. Schuldner der B.e an die Krankenversicherung ist der Arbeitgeber (§ 393 RVO).

Beitragsbemessungsgrenze

In der Sozialversicherung ist das der Bruttohöchstbetrag, bis zu dem das Entgelt des Versicherten zur Beitragsleistung herangezogen wird. In der GKV entspricht dieser Höchstbetrag 75% der Beitragsbemessungsgrenze für die Rentenversicherung. Die Pflichtversicherung eines Angestellten oder Selbständigen in der GKV entfällt, wenn sein Bruttoentgelt die Beitragsbemessungsgrenze übersteigt. Der Zuschuß des Arbeitgebers zur freiwilligen Weiterversicherung bleibt erhalten.

Beitragssatz

Der Vomhundertsatz der beitragspflichtigen Arbeitsentgelte, wonach der jeweilige Beitrag an die Krankenversicherung berechnet wird. Die jährliche Festlegung des B. erfolgt für jede einzelne Krankenkasse durch ihre Selbstverwaltung. Die Aufsichtsbehörde muß den festgesetzten B. genehmigen. Jede Krankenkasse ist finanziell selbständig und autonom, muß also ihre Ausgaben durch eigene Einnahmen decken. Als Parameter für die Beitragsbelastung der Versicherten und Arbeitgeber wird meist der durchschnittliche B. einer Kassenart auf Landes- oder Bundesebene ermittelt und veröffentlicht.

Beitragssatzstabilität

Von B. spricht man, wenn die durchschnittlichen Beitragssätze einer Kassenart oder aller Krankenkassen auf Bundesebene unverändert bleiben. B. vermeidet steigende Lohnnebenkosten und Entgeltminderungen der Versicherten. Längerfristig wiesen jedoch die Beitragssätze bisher einen steigenden Trend auf.

Belegarzt

Aufgrund des Belegarztvertrages zwischen der KBV und den Bundesverbänden der GKV kann ein Arzt in freier Praxis von seiner KV eine Anerkennung als Belegarzt erhalten, die ihn zum Abschluß eines Vertrages mit einem Krankenhaus ermächtigt, wonach er eine bestimmte Anzahl von Betten in diesem Krankenhaus belegen und seine darin untergebrachten Patienten auf eigene Rechnung behandeln darf, ohne selbst Angestellter des Krankenhauses zu werden. 1981 waren in der Bundesrepublik Deutschland knapp 6000 Belegärzte tätig.

Benehmen

Eine Form der Mitwirkung (wie z. B. auch Anhörung) eines Vertragspartners bei grundsätzlichem Entscheidungsrecht eines anderen, der aber zur Herstellung des Benehmens alle erheblichen Einwendungen des Partners zu berücksichtigen und sich mit ihm darüber zu verständigen hat, ohne allerdings in allen Punkten auch „Einvernehmen" herstellen zu müssen. In der Rechtsordnung zur medizinischen Versorgung der Bevölkerung wird die Herstellung des Benehmens unter 2 oder mehreren Parteien öfter gefordert: so z. b. bei der Festsetzung des Honorarverteilungsmaßstabes, bei der Erstellung von Bedarfsplänen u. a.

Berechtigungsschein

B. ist ein spezieller Behandlungsausweis (Krankenschein) für eine einmal jährlich stattfindende Früherkennungsuntersuchung oder für ärztliche Behandlung eines Besuchers aus der DDR.

Beteiligung

Auf Antrag erhalten angestellte oder beamtete Krankenhaus- oder Klinikärzte die B. an der kassenärztlichen Versorgung, wenn dies für eine ausreichende ärztliche Versorgung der Versicherten notwendig erscheint. Beteiligte Ärzte erhalten die Rechte und Pflichten von Kassenärzten. In der Regel gilt die B. für die Dauer der Tätigkeit am entsprechenden Krankenhaus.

Betriebsarzt

s. Werksarzt.

Berufsordnung

Die Kammern haben das Recht, für ihre Mitglieder rechtsverbindliche Satzungsnormen zur Normierung der jeweiligen Berufspflichten zu erlassen. Diese Berufsordnung regelt u. a. die Teilnahme am Notfalldienst, die Schweigepflicht, die Fortbildung, die Werbung und das berufliche Verhalten.

Bewertungsmaßstab

Neben den Bewertungsmaßstäben in absoluten Zahlen (Gebührenordnungen) drücken jene mit relativer Bewertung die Wertverhältnisse zwischen den einzelnen Leistungen in Bewertungszahlen aus. Die Ermittlung der Vergütung für eine Einzelleistung erfolgt also durch Multiplikation der für diese Leistung im Leistungskatalog festgelegten Punktzahl mit dem in den Gesamtverträgen vereinbarten Punktwert. KBV und KZBV sowie die Bundesverbände der Krankenkassen sind gesetzlich verpflichtet, Bewertungsausschüsse einzusetzen, die die Bewertungsmaßstäbe (als Teil der Bundesmantelverträge) laufend überprüfen und ggf. ändern oder ergänzen. Der Bewertungsmaßstab ist für alle Kassenarten gleich: „einheitlicher Bewertungsmaßstab" (EBM).

Bonus-Malus-System

Beim Arzt: Beeinflussung des ärztlichen Leistungs- und Verordnungsverhaltens durch finanzielle Belohnung (Bonus) bei mehr realisierter Wirtschaftlichkeit oder/und durch finanzielle Abzüge bzw. Sanktionen (Malus) bei unwirtschaftlicher Behandlungspraxis.

Beim Versicherten: Beeinflussung des Inanspruchnahmeverhaltens von Versicherungsleistungen durch finanzielle Ent- oder Belastungen.

Budgetierung im Krankenhaus

Das Budget ist nach dem neuen Pflegesatzrecht vom 31.12. 1985 der Gesamtfinanzierungsrahmen, den das Krankenhaus für eine künftige Vertragsperiode kalkuliert (vorauskalkuliertes Budget) und vertraglich vereinbart und an das alle Vertragsparteien grundsätzlich gebunden sind. Zulässige Risikoausgleiche durch die Kostenträger sind nur noch in gesetzlich geregelten Ausnahmefällen möglich. Andere Vorschriften verstärken die Anreize für eine wirtschaftliche Betriebsführung der Krankenhäuser und gestatten die Einräumung eines Wirtschaftlichkeitsbonus.

Bundesärztekammer

Arbeitsgemeinschaft (in der Rechtsform eines privatrechtlichen Vereins) der 12 öffentlich-rechtlichen Landesärztekammern (s. eingetragener Verein).

Bundesausschuß der Ärzte und Krankenkassen

Nach § 368o RVO bilden die KBV und die Bundesverbände der Krankenkassen einen Bundesausschuß der Ärzte und Krankenkassen, die KZBV und die Bundesverbände der Krankenkassen einen Bundesausschuß der Zahnärzte und Krankenkassen. Die Aufgaben des B. bestehen hauptsächlich in der Mitberatung beim Erlaß der Zulassungsordnungen (§ 368c RVO) und in der Erarbeitung von Richtlinien für wichtige Bereiche der kassen(zahn)ärztlichen Versorgung.

Bundesmantelvertrag

Nach § 368g Abs. 3 RVO vereinbaren KBV bzw. KZBV und die Bundesverbände der Krankenkassen in Bundesmantelverträgen (BMV-Ä und BMV-Z) den „allgemeinen Inhalt" der Gesamtverträge, der für alle Beteiligten (KBV und KZBV, KVen und KZVen, Kassenärzte und Kassenzahnärzte einerseits, Bundesverbände und Landesverbände der Krankenkassen sowie die Krankenkassen selbst andererseits) verbindlich ist. Weitere Bestandteile dieser B.e sind einheitliche Bewertungsmaßstäbe und Regelungen über die Verordnung von Arzneimitteln nach § 182f RVO („Bagatellarzneimittel").

Bundespflegesatzverordnung (BPflV)

Amtliche Kurzbezeichnung (BPflV) für die Verordnung zur Regelung der Krankenhauspflegesätze. Aufgrund der §§ 16 und 17 KHNG wurde die am 01.01.1986 in Kraft getretene BPflV erlassen, nach der z.Z. die Krankenhauspflegesätze zwischen den Krankenkassen und den einzelnen Krankenhäusern und Kliniken vereinbart werden.

Compliance

Wörtliche Bedeutung im Englischen: Befolgung, Erfüllung; in der Medizin: die Einnahmetreue des Patienten als wesentliche Voraussetzung für die erfolgreiche Arzneimitteltherapie. Die C. ist hauptsächlich determiniert durch das Vertrauen des Patienten in die Therapie und in das Medikament. C. ist ein oft gebrauchtes Argument gegen den Wechsel von Arzneimitteln (Generika). Als Ausweg wird ein individueller Medikamentenpaß vorgeschlagen.

Deckelung

Nach der „Plafonierung" der prozentualen Ausgabensteigerungen für Laborleistungen sah die Empfehlungsvereinbarung von 1977 auch erstmals einen solchen Plafond für die Gesamtvergütung vor. Zur Beschreibung relativer Ausgabenbegrenzungen der GKV für einzelne Leistungsarten sind inzwischen auch die Begriffe „Limitierung" und „Deckelung" gebräuchlich geworden. Zusammenhang: Bei Errechnung der Gesamtvergütung nach Einzelleistungen oder nach der Zahl der Behandlungsfälle kann die zu zahlende Gesamtvergütung durch starken Anstieg der Leistungen und/oder der Fallzahlen über das von der Krankenkasse kalkulierte Finanzvolumen steigen. Um das zu vermeiden, kann eine Begrenzung der Gesamtvergütung (je Quartal) vereinbart werden. Im Prinzip ist D. ein Schritt in Richtung Pauschalvergütung.

Dentist

Als selbständiger Zahnbehandler mit staatlicher Anerkennung früher auch in die kassenzahnärztliche Versorgung voll integriert; mit dem Zahnheilkundegesetz von 1952 Bestallung aller Dentisten zu Zahnärzten und völlige Einstellung der Dentistenausbildung in der Bundesrepublik Deutschland.

Diätassistent(in)

Gesetzlich geregelter Heilhilfs- oder Gesundheitsberuf. Im allgemeinen keine Berufsausübung im Rahmen der kassenärztlichen Versorgung. D. arbeiten meist in Krankenhäusern, Kliniken, Sanatorien, in Unternehmen mit eigenen Betriebsküchen etc.

duale Finanzierung im Krankenhaus

Einführung durch das Krankenhausfinanzierungsgesetz von 1972: Finanzierung der Errichtung von Krankenhäusern und der Wiederbeschaffung von Anlagegütern durch Bund und Länder, Finanzierung der laufenden Betriebskosten der Krankenhäuser durch die Patienten und ihre Krankenkasse (Pflegesatz). – Mit dem Krankenhausneuordnungsesetz (KHNG) vom 07.12.1984 ging die Finanzierung der Investitionskosten allein auf die Länder über. Die duale Finanzierung bleibt also bestehen, nur die Zusammensetzung der Teilnehmer hat sich geändert

Effektivität

§ 405 a RVO verpflichtet die Konzertierte Aktion im Gesundheitswesen, unter anderem auch Vorschläge zur Effektivität und Effizienz im Gesundheitswesen zu machen. – E. ist der weitergehende, umfassendere Begriff, dem das Ziel zugrundeliegt, den Gesundheitszustand der Mitglieder unserer Gesellschaft zu erhalten oder zu verbessern. Die Wirksamkeit von Maßnahmen der gesundheitlichen Versorgung der Bevölkerung (E.) bemißt sich also am Grad dieser Zielerreichung, ist aber kurz- und mittelfristig schwer darzustellen und mit Meßziffern zu belegen. Erfolgreiche Maßnahmen zur Steigerung der Effizienz fördern die Effektivität keineswegs in jedem Falle. Erst Effektivitäts- und Qualitätsuntersuchungen unter Einbeziehung von Struktur- und Prozeßvariablen auf der Basis vorausgehender Effizienzanalysen können aussagefähige Anhaltspunkte zur Beurteilung der Wirksamkeit gesundheitspolitischer Maßnahmen liefern.

Effizienz

Die Konzertierte Aktion im Gesundheitswesen soll nach § 405 a RVO unter anderem Vorschläge unterbreiten zur Steigerung von Effektivität und Effizienz im Gesundheitswesen. – E. ist der „engere", vorwiegend betriebswirtschaftlich zu definierende Begriff, wonach E. eine Gegenüberstellung von Mitteleinsatz und Zielerreichung im Sinne des Wirtschaftlichkeitsprinzips bedeutet: ein definiertes Ziel mit geringstem Mitteleinsatz oder bei gegebenen Mitteln das bestmögliche Ergebnis zu erreichen. Maßnahmen zur Steigerung der E. können auch dann sinnvoll und zweckmäßig sein, wenn sie nicht unmittelbar zur Verbesserung der gesundheitlichen Versorgung beitragen – wie etwa Rationalisierungsmaßnahmen im Krankenhaus.

eingetragneer Verein (e. V.)

Der e. V. ist ein freiwilliger Zusammenschluß natürlicher oder juristischer Personen (z. B. Körperschaften des öffentlichen Rechts) zu einem bestimmten Zweck. Der e. V. ist eine juristische Person privaten Rechts und erlangt seine Rechtsfähigkeit durch Eintragung ins Vereinsregister. Wesentliche Unterschiede zu den Körperschaften des öffentlichen Rechts: freiwillige Mitgliedschaft, freie Wahl der Aufgaben (Satzung), größere Gestaltungsfreiheit, keine Staatsaufsicht.

Ersatzkassen

Sie dürfen nur Personen aufnehmen, die zu ihrem satzungsmäßigen Mitgliederkreis gehören und der Versicherungspflicht unterliegen oder versicherungsberechtigt sind (vgl. §§ 504 ff. RVO). Es bestehen 8 Arbeiter-Ersatzkassen und sieben Angestellten-Krankenkassen, alle Körperschaften öffentlichen Rechts. Die Zusammenschlüsse, der Verband der Arbeiter-Ersatzkassen und der Verband der Angestellten-Krankenkassen, sind eingetragene Vereine (im Unterschied zu den öffentlich-rechtlichen Verbänden der RVO-Kassen).

Facharzt

Approbierter Arzt, der nach seiner Ausbildung eine in der Weiterbildungsordnung geregelte Weiterbildung absolviert hat und von der örtlich zuständigen Kammer die entsprechende Anerkennung zur Führung einer Gebietsbezeichnung erhalten hat („Arzt für ..."). Die Kammer entscheidet auch über die Anerkennung von Teilgebietsbezeichnungen (z. B. „Gefäßchirurgie" oder „Unfallchirurgie") und Zusatzbezeichnungen (z. B. „Sportmedizin", „Betriebsmedizin").

Fachzahnarzt

In der Zahnmedizin gibt es die Gebietsbezeichnungen „Fachzahnarzt für Kieferorthopädie", „Kieferorthopädie", „Oralchirurgie", „Zahnarzt für öffentliches Gesundheitswesen" und „Zahnarzt für Parodontologie" (nur von der Kammer Westfalen-Lippe anerkannt).

Fallwert

Unter F. versteht man die durchschnittlichen Aufwendungen der Krankenkassen für ärztliche bzw. zahnärztliche Behandlung je Behandlungsfall.

Fallzahl

F. ist die Summe der Behandlungsfälle (in der Regel einer KV/KZV). Als Behandlungsfall gilt aufgrund vertraglicher Regelungen die gesamte von demselben Arzt/Zahnarzt innerhalb eines Quartals an einem Kranken vorgenommene Behandlung. Der Behandlungsfall – auch als Abrechnungsfall bezeichnet – ist eine statistische Größe, die u.a. bei der Ermittlung der Morbidität zugrundegelegt wird; er läßt aber wegen der Quartalsbeschränkung keine Rückschlüsse auf die tatsächliche Krankheitshäufigkeit der Versicherten zu. Hinzu kommt, daß ein Versicherter bei Inanspruchnahme mehrerer Ärzte in einem Quartal mehrfach erfaßt wird. – Eine entscheidende Rolle spielen die Fallzahlen bei Anwendung des Vergütungssystems Fallpauschale, da die Gesamtvergütung aus der Multiplikation der Summe der Behandlungsfälle mit dem vereinbarten Pauschbetrag (Fallpauschale) errechnet wird.

Gebührenordnung

Die derzeit gültige Gebührenordnung – Ärzte (GOÄ) ist seit 01.01. 1983 in Kraft und wurde als Rechtsverordnung der Bundesregierung mit Zustimmung des Bundesrates erlassen. Sie gilt für alle ärztlichen Leistungen, wenn nichts anderes durch Bundesgesetz bestimmt ist, wie es z.B. für den Gesamtbereich der GKV (insbesondere in der RVO) und andere öffentliche Leistungsträger zutrifft. Damit ist die GOÄ hauptsächlich bei der Behandlung von Privatpatienten anzuwenden.

GKV-Arzneimittelindex

Ein 1980–1984 von der Bundesregierung gefördertes und seither von allen an der Arzneimittelversorgung beteiligten Verbände (mit Ausnahme des Bundesverbandes der Pharmazeutischen Industrie) allein getragenes Transparenzprojekt des Wissenschaftlichen Instituts der Ortskrankenkassen (WIdO) mit dem Ziel, geeignete Instrumente zur Durchleuchtung der äußerst komplexen Veränderungen auf dem Arzneimittelmarkt zu entwickeln und den verantwortlichen Akteuren (insbesondere den verordnenden Ärzten) zur Verfügung zu stellen. Dazu erhebt das WIdO durchschnittlich jedes 1000. Rezept der GKV. Aus den ca. 50 000 pharmazeutischen Artikeln des relevanten Teils des Arzneimittelmarktes wird eine gezielte Auswahl getroffen und zu einem jährlichen Informationspaket über mengenmäßige Veränderungen zusammengestellt, das u.a. Listen der 500 umsatzstärksten und verordnungshäufigsten Arzneimittel enthält, samt einer Gesamt- und Indikationsgruppenübersicht mit medizinisch-pharmakologischer Interpretation der Marktdynamik. Ferner berichtet das WIdO monatlich über die Preisentwicklung für Fertigarzneimittel. Schließlich veröffentlicht es regelmäßig Kennzahlen zu wichtigen Veränderungen bestimmter Indikationsgruppen, und zwar über Preisveränderung, Veränderung der Zahl der verordneten Packungen, Veränderungen der Verordnungsstruktur (s. Strukturkomponente) und der Umsatzveränderung.

Geldleistung

Durch konsequente Anwendung des Naturalleistungsprinzips in der GKV und durch die gesetzliche Verpflichtung der Arbeitgeber seit 01.01.1970 zur Lohnfortzahlung bei Krankheit bis zu 6 Wochen ist der Anteil direkter Geldleistungen an Versicherte an den Gesamtausgaben der Krankenkassen relativ gering. Sie bestehen hauptsächlich aus dem Krankengeld (Lohnersatz bei mehr als 6wöchiger Krankheit), Mutterschafts- und Sterbegeld. Von der Frühzeit der GKV bis in die Mitte dieses Jahrhunderts war die Geldleistung als Einkommensersatzfunktion der größte Posten bei den Leistungsausgaben der Krankenkassen.

Generika

Fertigarzneimittel, die in der Regel nur einen – chemisch definierten – Bestandteil enthalten. Sie kommen auf den Markt, wenn die gesetzliche Schutzfrist für den Patentinhaber abgelaufen ist und die Substanz ohne Auflagen (Lizenzgebühren etc.) von anderen Firmen als dem Patentinhaber oder Lizenznehmer in den Handel gebracht werden kann.

Gesamtvergütung

Als Vergütung der kassenärztlichen Leistungen entrichten die Krankenkassen nach Maßgabe des Gesamtvertrages die G. an die KVen mit befreiender Wirkung (vgl. § 368f RVO). Die Verteilung der G. an die Kassenärzte erfolgt durch die jeweilige KV nach dem im Benehmen mit den Landesverbänden der Krankenkassen festgesetzten Honorarverteilungsmaßstab.

Gesamtvergütungssystem/Honorierungsformen

Die Errechnung der Gesamtvergütung kann nach § 368f Abs.2 RVO nach Einzelleistungen, nach einem Kopfpauschale, nach einem Fallpauschale, als Festbetrag oder nach einem Mischsystem erfolgen. Welches System Anwendung findet, entscheiden die Partner des Gesamtvertrags.

Gesamtvertrag

Grundlage sämtlicher vertraglicher Beziehungen zwischen den Trägern der Krankenversicherung und den Kassenärzten (§ 368g RVO). Vertragspartner sind die KVen bzw. KZVen und die Landesverbände der Krankenkassen. Der G. ist für die Mitgliedskassen des jeweiligen Landesverbandes verbindlich. Diese sind jedoch vor Abschluß der Verträge anzuhören.

Gesetzliche Krankenversicherung (GKV)

s. Krankenversicherung.

Gesundheitshandwerke/Heilhandwerke

Handwerksberufe, die mit der Herstellung und dem Vertrieb von Hilfsmitteln und Zahnersatz beschäftigt sind. Dazu zählen vor allem: Augenoptiker, Hörgeräteakustiker, Orthopädietechniker, Orthopädieschuhtechniker, Zahntechniker.

Grundlohn/Grundlohnsumme

Grundlohn ist das beitragspflichtige Arbeitsentgelt (bis zur Beitragsbemessungsgrenze) eines Versicherten, umgerechnet auf den Kalendertag. Er bildet die Grundlage für die Berechnung der Beiträge (§ 385 Abs. 1 RVO) und der Geldleistungen (§ 180 RVO). – Grundlohnsumme ist die Summe der Grundlöhne aller Versicherten einer Krankenkasse, der gesetzlichen Krankenkassen eines Landes oder des Bundes. Die Entwicklung der durchschnittlichen Grundlohnsumme der beteiligten Krankenkassen ist nach § 368f Abs. 3 RVO die wichtigste Orientierungsgröße für die Vertragsparteien des Gesamtvertrags (auf Landes- oder Bundesebene) bei der Vereinbarung von Gesamtvergütungen.

Gutachter- und Schlichtungsstellen

Freiwillige Einrichtungen der Ärztekammern zur außergerichtlichen Klärung behaupteter Behandlungsfehler (Kunstfehler) an Patienten. Ergebnis der sachverständigen Untersuchung kann ein Schlichtungsvorschlag sein, mit dessen Annahme auf ein Gerichtsverfahren verzichtet wird.

Hebamme

Ein gesetzlich geregelter Heilhilfs- oder Gesundheitsberuf. Nach staatlich geordneter Ausbildung und Prüfung wird die Berufsbezeichnung H. verliehen. Die H. kann selbständig oder auf Anweisung eines Arztes Hebammenhilfe leisten. Bei Geburten muß grundsätzlich vom Arzt eine Hebamme hinzugezogen werden.

Heilhilfsberufe/Gesundheitsberufe

Hilfeleistungen bei der ärztlichen Behandlung auf Anordnung eines Arztes oder – bei bestimmten Berufsbildern – auch selbständig. Über die in § 122 RVO genannten H. hinaus zählen heute dazu: Arbeitstherapeut, Beschäftigungstherapeut, Bademeister (medizinischer), Diätassistent, Hebamme, Krankengymnast, Krankenpfleger, Krankenpflegehelfer, Krankenschwester, Logopäde, Masseur, medizinisch-technischer Assistent, Orthoptist, zahnmedizinische Fachhelferin, Zahntechniker, zytologisch-technische Assistentin. Unklar ist die Einordnung der Psychagogen, Diplompsychologen und nichtärztlichen Psychotherapeuten, ferner des Heilpraktikers sowie der Arzt- und Zahnarzthelferin. – Einige der genannten Heilhilfsberufe zählen auch zu den Gesundheitshandwerkern.

Heil- und Hilfsmittel

Heilmittel: Wirken vorwiegend äußerlich auf den Körper (im Gegensatz zu Arzneimitteln) zur Heilung oder Linderung einer Krankheit (z. B. Massagen, Bäder, Packungen, Bestrahlungen, Krankengymnastik, Bruchbänder etc.). Als Teil der Krankenhilfe (§ 182 RVO) gehört die Verordnung von H. zur kassenärztlichen Versorgung.

Hilfsmittel: Teil der Krankenpflege gem. § 182 und § 182b RVO. H. sollen dem Kranken helfen. mit der Krankheit oder ihren Folgen besser zu leben und die Arbeitsfähigkeit wieder herzustellen (z. B. Körperersatzstücke, Krankenfahrstühle, Hörgeräte etc.).

Begriffsbestimmungen, Indikationsangaben sowie eine Auflistung der Heil- und Hilfsmittel sind zu finden in den Heil- und Hilfsmittelrichtlinien des Bundesausschusses der Ärzte und Krankenkassen.

Heil- und Kostenplan

Schriftlich aufzustellender Plan über die beabsichtigte Heilmaßnahme und deren voraussichtliche Kosten auf vertraglich vereinbarten Vordrucken zur Genehmigung durch die Krankenkasse. Anwendungsgebiete: Zahnersatz, kieferorthopädische Behandlung, Parodontosebehandlung.

Honorarverteilungsmaßstab

Nach § 368f Abs.1 RVO hat die KV die von den Krankenkassen gezahlte Gesamtvergütung unter Anwendung eines im Benehmen mit den Landesverbänden der Krankenkassen aufgestellten Honorarverteilungsmaßstabes unter die Kassenärzte zu verteilen.

Kassenärztliche Bundesvereinigung (KBV)

Die im Bundesgebiet und Westberlin bestehenden 18 KVen bilden nach § 368k RVO die KBV. Die KBV ist eine Körperschaft des öffentlichen Rechts mit Koordinierungsaufgaben gegenüber den KVen und mit einem eigenen gesetzlichen Aufgabenkatalog. Einzelne Kassenärzte können in der KBV nicht Mitglied werden.

Kassenärztliche Vereinigung (KV)

Die Kassenärzte eines jeden Landes bzw. Landesteils bilden nach § 368k RVO eine KV; in der Bundesrepublik einschließlich Westberlin sind es insgesamt 18. Die KVen sind Körperschaften des öffentlichen Rechts, bei denen alle zugelassenen und beteiligten Ärzte ordentliche, alle anderen außerordentliche Mitglieder sind. Zur Erfüllung ihres Sicherstellungs- und Gewährleistungsauftrages sowie zur Interessenwahrung der Kassenärzte schließen die KVen mit den Landesverbänden der Krankenkassen Gesamtverträge ab, die eine gleichmäßige, ausreichende, zweckmäßige und wirtschaftliche Versorgung der Kranken gewährleisten und eine angemessene Vergütung der ärztlichen Leistungen regeln.

kassenärztliche Versorgung

Im weiteren Sinn die Gesamtheit aller über KVen und KZVen abzurechnenden Behandlungen, für die diese die Gewährleistungspflicht durch Gesetz oder Vertrag übernommen haben.

Kassenarzt

Jeder an der kassen- oder vertragsärztlichen Versorgung teilnehmende Arzt und ärztlich geleitete Einrichtungen (§§ 368a Abs.1, 368f Abs.1 RVO).

Kassenarztrecht

Normierung der Beziehungen zwischen Krankenkassen und den Kassenärzten bzw. Kassenzahnärzten. Völlige Neugestaltung des alten K. gemäß §§ 368ff. RVO im „Gesetz über das Kassenarztrecht" (GKAR) vom 17.08.1955, inzwischen aufgegangen und weiterentwickelt in der RVO (§§ 368ff.).

Kassenzahnärztliche Bundesvereinigung

s. Kassenärztliche Bundesvereinigung.

Kassenzahnärztliche Vereinigung

s. Kassenärztliche Vereinigung.

Knappschaftliche Krankenversicherung

Gehört als Zweig der GKV zur Sozialversicherung. Träger ist die zentral organisierte Bundesknappschaft in Bochum als Nachfolgerin der bis 1969 regional gegliederten Knappschaften.

Körperschaft des öffentlichen Rechts

Eine juristische Person des öffentlichen Rechts, die mitgliedschaftlich organisiert ist und durch Organe verwaltet wird. Die Träger der Sozialversicherung haben nach § 29 SGB IV diese Rechtsform und sind mit Selbstverwaltungsorganen (Vertreterversammlung, Vorstand) ausgestattet, die sich aus Vertretern der Versicherten und Arbeitgeber zusammensetzen.

konsiliarärztliche Tätigkeit

Die unterstützende oder ergänzende diagnostische und/oder therapeutische Tätigkeit eines von einem Krankenhausarzt zu einem stationär behandelten Patienten hinzugezogenen Arztes eines – meist anderen

– Fachgebietes. Der Konsiliararzt ist vom Krankenhaus aus dem Pflegesatz zu honorieren.

Konzertierte Aktion im Gesundheitswesen

Sie wurde durch § 405 a KVKG vom 27.06. 1977 eingeführt. Aufgabe: Entwicklung medizinischer und wirtschaftlicher Orientierungsdaten und Vorschläge zur Rationalisierung, Erhöhung der Effektivität und Effizienz im Gesundheitswesen.
Ziel: Förderung einer bedarfsgerechten Versorgung und einer ausgewogenen Verteilung der Belastungen.
Mittel: Beratung und Abstimmung unter allen für das Gesundheitswesen relevanten Einrichtungen und Gruppen sowie Verabschiedung von Empfehlungen zur Kostendämpfung und zu notwendigen strukturellen Änderungen für sämtliche Leistungsbereiche.

Kostenerstattungsprinzip

Das Sachleistungsprinzip in der GKV gestattet die Erstattung von Kosten für selbstbeschaffte Dienste und Waren nur in besonderen Ausnahmefällen; zugelassen wird sie v. a. bei freiwillig Versicherten, die Privatbehandlung wünschen: Der Versicherte rechnet zunächst mit dem Leistungserbringer (z. B. Zahnarzt) selbst ab und erhält diese Kosten anschließend ganz oder teilweise von seiner Krankenkasse erstattet. Das ist das übliche Verfahren in der PKV. – In der Hoffnung auf einen Beitrag zur Kostendämpfung wird gefordert, das K. auch in der GKV generell einzuführen.

Kostenexplosion

Die – im Verhältnis zur Einkommensentwicklung der Versicherten – überproportional wachsenden Ausgaben der Krankenkassen Anfang der 70er Jahre mit der Folge stark steigender Beitragssätze. Als Hauptursachen werden genannt: Ausweitung der gesetzlichen Leistungen, Anstieg der Krankenhauspflegesätze, Steigerung der Ausgaben für Zahnersatz und Zahnkronen, Zunahme der Ausgaben für Arzneimittel, steigende Kosten für ärztliche und zahnärztliche Behandlung, wachsende Mehrausgaben für Heil- und Hilfsmittel, hohes „Anspruchsdenken" der Versicherten.

Kosten-Nutzen-Untersuchungen

s. Nutzen-Kosten-Untersuchungen.

Krankengymnast(in)

Gesetzlich geregelter Heilhilfs- oder Gesundheitsberuf. Die Berufsausübung kann selbständig in eigener Praxis erfolgen oder im Angestelltenverhältnis in Arztpraxen, Krankenhäusern etc.

Krankenhaus/Krankenanstalt

Nach der Legaldefinition in § 2 KHNG sind Krankenhäuser „Einrichtungen, in denen durch ärztliche und pflegerische Hilfeleistung Krankheiten, Leiden oder Körperschäden festgestellt, geheilt oder gelindert werden sollen oder Geburtshilfe geleistet wird und in denen die zu versorgenden Personen untergebracht und verpflegt werden können".

Krankenhausbedarfsplan

Zur Gewährleistung einer bedarfsgerechten Versorgung der Bevölkerung mit leistungsfähigen Krankenhäusern verpflichtet § 6 KHNG jedes Land, einen Krankenhausbedarfsplan aufzustellen und diesen der Entwicklung anzupassen. Auf der Basis einer Ist-Analyse soll die vorgesehene Entwicklung für eine Planungsperiode von ca. 8–10 Jahren dargestellt werden. Zwingende Voraussetzung für die finanzielle Förderung eines Krankenhauses nach dem KHNG ist die Feststellung seiner Aufnahme in den Krankenhausbedarfsplan, worauf allerdings kein Rechtsanspruch besteht.

Krankenhausfälle

Die Zahl der in einem Krankenhaus im abgelaufenen Geschäftsjahr stationär behandelten Fälle (Patienten).

Krankenhausfinanzierungsgesetze

Die erste bundeseinheitliche Ordnung der Krankenhausfinanzierung erfolgte aufgrund der Bundeskompetenz für die Krankenhasufinanzierung (Art. 74 Nr. 19a GG) im Gesetz zur wirtschaftlichen Sicherung der Krankenhäuser und zur Regelung der Krankenhauspflegesätze (KHG) vom 29.06. 1972. – Eine grundlegende Änderung des im KHG normierten Ordnungsgefüges erfolgte durch das Krankenhausneuordnungsgesetz (KHNG) vom 20.12. 1984.

Krankenhausleistungen

Nach § 1 BPflV zählen zu den Krankenhausleistungen insbesondere: ärztliche Leistungen, Pflege, Versorgung mit Arzneimitteln, Unterkunft und Verpflegung. Zu den Krankenhausleistungen im weiteren Sinne gehört u.a. auch der Verwaltungsdienst.

Krankenhauspflege

Leistung der GKV anstelle ambulanter Krankenpflege.

Krankenhausträger

Er ist die für den Betrieb des Krankenhauses nach innen und nach außen verantwortliche natürliche oder juristische Person und gleichzeitig auch Eigentümer des Krankenhauses. Die bestehende Pluralität der Krankenhausträger ist Folge der historischen Entwicklung. Zu unterscheiden sind 3 Gruppen von Krankenhausträgern: 1) öffentliche K. (Bund, Länder, Kreise, Städte, Gemeinden), 2) freigemeinnützige K. (religiöse Vereinigungen, Wohlfahrtsverbände, private Stiftungen), 3) private K. (nach § 30 Gewerbeordnung konzessionierte Erwerbsunternehmen). - Wie bereits im KHG von 1972, so wird auch im Krankenhauskostendämpfungsgesetz von 1981 ausdrücklich verfügt, daß die Vielfalt der Krankenhausträger zu beachten und die Behörden zu entsprechend ausgewogenen Entscheidungen verpflichtet seien.

Krankenhilfe

Leistungen, die bei Krankheit zur Verfügung gestellt werden (§§ 182-194 RVO). Hauptarten der Krankenhilfe sind die Krankenpflege einschließlich Krankengeld (§ 182 Abs.1 RVO) und die Krankenhauspflege (§ 184 RVO).

Zu den in § 182 Abs.1 RVO aufgezählten Hauptleistungen bestimmt der Abs.2: „Die Krankenpflege muß ausreichend und zweckmäßig sein; sie darf jedoch das Maß des Notwendigen nicht überschreiten."

Krankenschein

s. Behandlungsausweis.

Krankenschwester/Krankenpfleger

Heilhilfs- oder Gesundheitsberuf mit gesetzlich geregelter Ausbildung in Theorie und Praxis. Die Berufsausübung erfolgt überwiegend in Krankenhäusern, Kliniken und Sanatorien. – Bei Ausbildung in der Kinderkrankenpflege lautet die Berufsbezeichnung „Kinderkrankenschwester".

Krankenstand

Zahl der arbeitsunfähig geschriebenen Kranken bezogen entweder auf 100 Versicherte einer Krankenkasse oder auf 100 Arbeitnehmer eines Betriebes (betrieblicher Krankenstand).

Krankenversicherung (Gesetzliche, Private)

Es ist zu unterscheiden zwischen GKV und PKV. Die GKV schützt mehr als 90% der Bevölkerung und ist ein Zweig der Sozialversicherung, geregelt in den §§ 4, 21 SGB I, SGB IV sowie im II. Buch der RVO. Für besondere Personenkreise bestehen Regelungen im RKG, KVLG und KSVG. Die Einbeziehung des größten Teils der Bevölkerung in den Schutz der GKV basiert auf der Pflichtversicherung und der Versicherungsberechtigung. Die Finanzierung erfolgt durch Beiträge der Versicherten und ihrer Arbeitgeber, durch die Rentenversicherung (KVdR) und durch die Bundesanstalt für Arbeit (Krankenversicherung der Arbeitslosen).

Krankheit

Keine Legaldefinition in der RVO, daher: Ausfüllung und Entwicklung des Begriffs K. in einer umfangreichen Rechtsprechung. Danach ist K. ein regelwidriger Körper- oder Geisteszustand, der Behandlungsbedürftigkeit und/oder Arbeitsunfähigkeit zur Folge hat. Ist dieser Tatbestand im Zusammenhang mit einem Versicherungsverhältnis erfüllt, handelt es sich um einen Versicherungsfall, der in der GKV den Anspruch auf Leistungen der Krankenhilfe begründet. – K. im Sinne jeder Gefährdung des physischen, psychischen und sozialen Wohlbefindens (WHO) ist für die Krankenversicherung zu extensiv definiert.

Kunstfehler

Ein solcher liegt vor, wenn der zugrundeliegende ärztliche Eingriff medizinisch angezeigt, geboten und vertretbar war, aber durch einen schuldhaften Verstoß gegen die Regeln der ärztlichen Kunst ein Fehler begangen wurde. Bei Eintritt eines ursächlichen Körperschadens hat der K. zivilrechtliche und u.U. auch strafrechtliche Konsequenzen. Zur außergerichtlichen Klärung von K.-Fällen – auch gekoppelt mit Schadenersatzforderungen – haben die Ärztekammern Gutachter- und Schlichtungsstellen eingerichtet, deren freiwillige Anrufung durch den Patienten ein späteres Gerichtsverfahren nicht ausschließt. Bei Zahnärztekammern bestehen solche Einrichtungen nicht.

Landesversicherungsanstalt (LVA)

Die LVA ist Träger der Arbeiter-Rentenversicherung für ein Bundesland oder Teile davon. Jede LVA ist Körperschaft des öffentlichen Rechts mit Selbstverwaltung. In einer besonderen „Abteilung K" werden jeweils die Gemeinschaftsausgaben der GKV durchgeführt (z.B. der vertrauensärztliche Dienst).

Leistungen

Aufwendungen des Versicherungsträgers an die Anspruchsberechtigten (Mitglieder, Versicherte). Sie werden unterschieden nach ihrer Rechtsgrundlage (Regelleistung, Mehrleistung), ihrer Rechtsnatur (Rechtsanspruchsleistung, Ermessensleistung) und der Beschaffenheit (Natural- oder Sachleistung, Geldleistung).

Leistungserbringer

Partner der Krankenkassen, die auf öffentlich-rechtlicher oder privatrechtlicher Vertragsgrundlage Leistungen zu erbringen haben, die von den Versicherten beansprucht werden können. Zentrale Leistungserbringer sind der Kassenarzt und das Krankenhaus.

Leistungs- und Kostentransparenz

Gesetzlich eingeräumte Möglichkeit für die Krankenkassen (§ 223 RVO), in geeigneten Fällen im Zusammenwirken mit den KVen, KZVen und Krankenhausträgern die in Anspruch genommenen Leistungen durch differenzierende Untersuchungen transparent zu machen. Mit dem Ziel der Kostendämpfung können die Ergebnisse dann sowohl gegenüber Leistungserbringern als auch gegenüber den Versicherten Verwendung finden. Ob die Inanspruchnahme von Versicherungsleistungen sinkt, wenn die Versicherten mehr Einblick in die von ihnen verursachten Ausgaben erhalten, ist umstritten.

Logopäde

Sprachlehrer(in) für Sprachgestörte mit staatlicher Anerkennung. Ein gesetzlich geregelter Heilhilfs- oder Gesundheitsberuf, der auf der Grundlage ärztlicher Verordnung und der jeweiligen Genehmigung der Krankenkasse in der Regel selbständig in eigener Praxis ausgeübt wird.

Masseur

Gesetzlich geregelter Heilhilfs- oder Gesundheitsberuf. Berufsausübung selbständig in eigener Praxis oder als Angestellter in Krankenhäusern, Kliniken, Badeanstalten, Sanatorien etc.

medizinisch-technische Assistentin (MTA)

Der gesetzlich geregelte Heilhilfs- oder Gesundheitsberuf der/des MTA wird v. a. in 3 Sparten ausgeübt: 1) med.-techn. Laboratoriumsassistent(in). 2) med.-techn. Radiologieassistent(in), 3) veterinärmed.-techn. Assistent(in). – Berufsausübung in Laboratorien, Krankenhäusern, Kliniken, Forschungsinstituten, u. a.

medizinisch-technische Großgeräte

Aufgrund hoher Anschaffungskosten und unkoordinierter Installierung solcher Geräte in freien Praxen, Krankenhäusern und Kliniken beschloß der Bundesausschuß der Ärzte und Krankenkassen unter Beteiligung der DKG am 10.12. 1985 die „Großgeräte – Richtlinien – Ärzte", die alle zu dieser Gruppe zählenden Diagnose- und Therapiegeräte enthalten und regelmäßig überprüft werden.

Mehrleistungen

Sie gehen über die im Gesetz aufgeführten Regelleistungen hinaus und sind in entsprechenden Bestimmungen der Satzung einer Krankenkasse geregelt.

Naturalleistungsprinzip

Gesetzliche Verpflichtung der Krankenkassen, ihre Leistungen „in natura" d.h. als Naturalleistungen oder Sachleistungen (und nicht nach dem Kostenerstattungsprinzip) zur Verfügung zu stellen. Das beinhaltet zugleich die Pflicht, für ein ausreichendes und zweckmäßiges Leistungsangebot aktiv Sorge zu tragen. Mehr als 90 % aller Leistungsausgaben in der GKV entfallen heute auf die Sachleistungen.

Negativliste

Sie enthält jene Arzneimittel, die aus dem Leistungskatalog der GKV ausgeschlossen sind; s. Bagatellarzneimittel.
Die in der Bundesrepublik und in anderen westeuropäischen Ländern mit N. gemachten Erfahrungen sind negativ (s. auch Positivliste).

Niederlassungsfreiheit

Zur Gewährleistung einer ausreichenden ärztilchen Versorgung und der freien Wahl unter genügend Ärzten und Zahnärzten waren im GKAR von 1955 (§ 368a Abs.1 RVO) für die Zulassung bestimmte Verhältniszahlen festgelegt worden, die das BVerfG mit Urteilen vom 23.03. 1960 (für Ärzte) und 08.02. 1961 (für Zahnärzte) aufhob und bestimmte, daß jeder Arzt bzw. Zahnarzt, der die persönlichen Zulassungsvoraussetzungen erfüllt, sich am Ort seiner Wahl niederlassen darf und zur kassenärztlichen Versorgung auf Antrag zugelassen werden muß. Ungeachtet gewisser – gesetzlich geregelter – Zulassungsbeschränkungen gilt der Grundsatz der N. noch heute. Seit 19.12. 1976 gilt die N. auch für Ärzte und Zahnärzte aus den Mitgliedsstaaten der EG.

Notfalldienst

In § 368 Abs.3 RVO und in den Bundesmantelverträgen Ärzte und Zahnärzte ist geregelt, daß die KVen und die KZVen aufgrund des Sicherstellungsauftrags für Tage, an denen im allgemeinen keine Srpechstunden stattfinden, eine ausreichende Versorgung für Notfälle durch einen Notfall- oder Bereitschaftsdienst sicherzustellen haben. Die Einzelheiten sind in den von KVen und KZVen erlassenen Notfalldienstordnungen geregelt. Die Pflicht zur Teilnahme am N. gilt grundsätzlich auch für Fachärzte.

Nutzen-Kosten-Untersuchungen

Ein haushaltsrechtliches Instrument der Sozialversicherungsträger; dient zur Klärung der Frage nach der Wirtschaftlichkeit einer Maßnahme (§ 69 SGB IV) und ist daher auch geeignet für Effizienzuntersuchungen.

öffentlicher Gesundheitsdienst (ÖGD)

Der ÖG hat sich aus den Aufgaben der früheren Gesundheitspolizei heraus entwickelt. Heute wird der ÖGD schwerpunktmäßig von den staatlichen (Bund, Länder) oder kommunalen Gesundheitsämtern wahrgenommen, die seit dem Gesetz zur Vereinheitlichung des Gesundheitswesens von 1934 bestehen. Wichtigste Aufgaben: Bekämpfung übertragbarer Krankheiten, Aufsicht über Medizinalpersonen, Überwachung der allgemeinen Hygiene, Gesundheitsfürsorge, Gesundheitserziehung, Umweltprobleme. Infolge großer finanzieller und personeller Defizite kann der ÖGD viele seiner für die Gesundheit der Bevölkerung wichtigen Aufgaben bereits seit Jahren nicht mehr ausreichend erfüllen.

Orientierungsdaten

Nach § 405a RVO soll die Konzertierte Aktion im Gesundheitswesen u.a. auch „medizinische und wirtschaftliche Orientierungsdaten" unter den an der gesundheitlichen Versorgung Beteiligten abstimmen und ihre Empfehlung – insbesondere über die angemessene Veränderung der Gesamtvergütung – daran ausrichten.

Orthoptist

Heilhilfs- oder Gesundheitsberuf zur Behandlung der nicht organisch bedingten Schwachsichtigkeit und des Schielens in sog. Sehschulen bei Augenärzten, in Krankenhäusern oder in Kliniken.

Pflegesatz

Tagesentgelt der Benutzer oder ihrer Kostenträger für stationäre oder teilstationäre Leistungen des Krankenhauses. Mit dem Pflegesatz werden sämtliche für die Versorgung des Patienten erforderlichen allgemeinen Krankenhausleistungen vergütet – auch die ärztlichen. Der

Pflegesatz wird zwischen den Kostenträgern und Krankenhäusern für jedes Krankenhaus individuell vereinbart.

Pflichtversicherung

Ein wesentliches Merkmal der Sozialversicherung (§ 2 SGB IV). Für den gesetzlich definierten Personenkreis tritt die Versicherungspflicht ein, wenn bestimmte – ebenfalls gesetzlich fixierte – Tatbestände vorliegen. Die Rechtsfolge tritt unabhängig vom Willen der Beteiligten ein.

Pharmaberater/Pharmareferent

Pharmazeutische Unternehmen dürfen nach § 75 AMG nur solche Personen beauftragen, hauptberuflich Angehörige von Heilberufen zur fachlichen Information über Fertigarzneimittel aufzusuchen (Pharmaberater), welche die in der Verordnung über die berufliche Fortbildung zum geprüften Pharmareferenten vom 02.05. 1978 vorgeschriebene Sachkenntnis besitzen. Ziel der Fortbildung zum Pharmareferenten ist es, 1) Angehörige von Heilberufen fachlich, kritisch und vollständig über Arzneimittel zu informieren, 2) Mitteilungen von Angehörigen der Heilberufe über Nebenwirkungen und Gegenanzeigen oder sonstige Risiken bei Arzneimitteln schriftlich aufzuzeichnen und dem Auftraggeber schriftlich mitzuteilen (§ 76 AMG).

Positivliste

Sie enthält nur solche Arzneimittel, die zu Lasten der Krankenkassen verordnet werden dürfen. Darin nicht genannte Mittel werden von den Kassen nicht bezahlt. Hauptkriterien für die Aufnahme eines Arzneimittels in eine P. sind: 1) medizinische Erfordernisse, 2) therapeutische Wirksamkeit und Zweckmäßigkeit, 3) Wirtschaftlichkeit: auf ihr (d.h. auf der Preisgestaltung) liegt der Schwerpunkt der Selektionserwägungen. – Im europäischen Ausland wurden mit der P. teilweise gute Erfahrungen gemacht (s. auch Negativliste). Österreich verzeichnet einen starken Rückgang der von den Kassen bezahlten Arzneimittel (nur noch 2917 im Jahre 1984 gegenüber 5572 im Jahre 1959). Als Beitrag zur Kostendämpfung wird die P. auch bei uns zur Einführung empfohlen. Bedenken kommen v.a. von der Pharmaindustrie (Einschränkungen in Forschung, Export, Beschäftigung) und von der Ärzteschaft (Einschränkung der Therapiefreiheit).

Präsenzpflicht

Der Kassenarzt (bzw. Kassenzahnarzt) ist verpflichtet, ausreichend Sprechstunden abzuhalten und seine Wohnung so zu wählen, daß er für die kassenärztliche Versorgung an seinem Kassenarztsitz zur Verfügung steht. Auch außerhalb seiner Sprechzeiten muß er für dringende Behandlungen seiner Patienten erreichbar sein, sofern kein Notfalldienst eingerichtet ist oder ein anderer Arzt (mit entsprechender Ankündigung) seine P. übernimmt (wie im Urlaubs- oder Krankheitsfall).

Prävention

Dient dazu, Krankheit zu verhindern oder eine Verschlechterung eines bereits eingetretenen Zustands zu vermeiden. Primär-P.: setzt im Vorfeld von Krankheit an – z. b. bei gesundheitsschädigenden Lebensgewohnheiten. Sekundär-P.: zielt auf Verhütung einer Verschlimmerung oder eines Rückfalls (z. B. nach einem Herzinfarkt).

Preisvergleichsliste

Im KVKG vom 27. 06. 1977 wurde in § 368 p Abs. 8 RVO erstmals festgeschrieben, die Arznei- und Heilmittel in den Richtlinien über die Verordnung von Arznei- und Hilfsmitteln so zusammenzustellen, daß dem Arzt der Preisvergleich und die Auswahl therapiegerechter Verordnungsmengen ermöglicht wird. – Die ersten Versuche zu einer Preisvergleichsliste konnten den gesetzlichen wie praktischen Anforderungen noch nicht entsprechen. Erst am 02. 07. 1985 verabschiedete der Bundesausschuß eine von der Systematik her verbesserte und um Kombinationspräparate erweiterte Preisvergleichsliste, die inzwischen weiter ergänzt und verfeinert wurde im Sinne einer praktikablen Hilfe zu einer medizinisch sinnvollen und sparsamen Verordnungsweise des Kassenarztes.

Private Krankenversicherung

Durchgeführt von privatrechtlich organisierten Versicherungsunternehmen auf der Grundlage von individuell ausgerichteten Privatverträgen, in denen der Beitrag dem jeweiligen Risiko und vereinbarten Leistungsrahmen entspricht (Äquivalenzprinzip).

Prophylaxe

P. ist die Prävention in der Zahnmedizin. Sie dient der Erhaltung gesunder Zähne und beginnt bereits im Kindesalter (Elternhaus, Kindergarten, Schule).

Mittel: regelmäßiges Zähneputzen, gesunde Ernährung, regelmäßige Anwendung von Fluoriden, regelmäßiger Besuch beim Zahnarzt.

Psychotherapie

Die sog. „Große Psychotherapie" (Langzeitpsychotherapie) darf nur der Kassen- bzw. Vertragsarzt erbringen, der zum Psychotherapeuten weitergebildet ist und die Erlaubnis der örtlich zuständigen KV besitzt, wobei beide Voraussetzungen den Psychotherapierichtlinien und der Psychotherapievereinbarung entsprechen müssen, die auch die Delegation an nichtärztliche Behandler regeln.

Prüfung der kassenärztlichen Abrechnungen

Die RVO schreibt den KVen und KZVen gemeinsame Prüfvereinbarungen mit den Landesverbänden der RVO-Kassen und den Ersatzkassen vor zur Durchführung von Wirtschaftlichkeitsprüfungen der von den Kassen(zahn)ärzten erbrachten und abgerechneten oder von ihnen veranlaßten Leistungen. Dazu bestehen bei jeder KV und KZV paritätisch besetzte Prüfungsausschüsse und Beschwerdeausschüsse (bei Widersprüchen gegen Entscheidungen der Prüfungsausschüsse).

Punktwert

Für die kassen- und vertragsärztliche Versorgung sind im „einheitlichen Bewertungsmaßstab" (EBM) die einzelnen Leistungen mit Bewertungszahlen (Punkten) versehen und in ein Verhältnis zueinander gebracht. Die Vergütung einer Einzelleistung wird ermittelt, indem man ihre Punktzahl mit dem im Gesamtvertrag vereinbarten Punktwert multipliziert. Entsprechend wird die Gesamtvergütung errechnet: durch Multiplikation der insgesamt für eine Krankenkasse (oder für alle Krankenkassen) in einem Quartal von der KV abzurechnenden Punkte mit dem im jeweiligen Gesamtvertrag vereinbarten Punktwert.

Bei Pauschalvergütung wird der Punktwert nachträglich ermittelt: durch Division der nach dem Pauschalsystem errechneten Gesamtvergütung durch die Zahl der für eine Krankenkasse (oder für alle Kassen) ermittelten Punkte. – Der Bewertungsmaßstab ist also für alle Kassenarten einheitlich, der Punktwert kann für jede Kassenart und für jede KV verschieden sein (§ 368 f Abs. 4 RVO).

Rahmenempfehlungen für Krankenhauspflege

§ 372 RVO enthält eine Reihe von Bestimmungen zur vertraglichen Gestaltung vornehmlich allgemeiner Bedingungen für die Krankenhauspflege auf Landesebene. Zur Gewährleistung einer gewissen Einheitlichkeit hat der Gesetzgeber die Bundesverbände verpflichtet, dafür Rahmenempfehlungen zur Verfügung zu stellen, die den Landesverbänden noch die Berücksichtigung wichtiger landesspezifischer und/oder regionaler Bedürfnisse ermöglichen und damit – anders als die Bundesmantelverträge – für sie nicht grundsätzlich verbindlich sind.

Regelleistungen

Gesetzlich fixierte Leistungen, die erbracht werden müssen oder können (Ermessensfälle), wenn die gesetzlichen Voraussetzungen erfüllt sind. Die Leistungen dürfen in Beschaffenheit und Umfang nicht verändert werden.

Regeln der ärztlichen Kunst

Der Versicherte hat Anspruch auf ärztliche Versorgung, die zur Heilung oder Linderung nach den Regeln der ärztlichen Kunst zweckmäßig und ausreichend ist (§ 368 e RVO). Was zweckmäßig und ausreichend ist, richtet sich nicht nach der Ansicht des einzelnen Arztes, sondern nach dem jeweiligen Stand der medizinischen Lehre und Forschung. Konsequenz: permanente Fortbildung.

Regreß

Kürzung der Vergütung an einen Arzt durch die KV, wenn die Prüfungseinrichtungen der KV und Krankenkassen ihm unwirtschaftliche oder unberechtigte Behandlungsweise, Verordnung von Arzneimitteln etc. nachweisen können.

Rehabilitation

Aufhebung oder Milderung der Folgen eines vorliegenden oder Abwendung eines drohenden körperlichen, geistigen oder seelischen Schadens (Behinderung) durch medizinische, soziale und/oder schulisch-berufliche Leistungen und Maßnahmen mit dem Ziel, dem Behinderten wieder eine Position im Beruf, im privaten Leben und in der Gesellschaft zu geben, die seiner würdig ist; vgl. „Gesetz über die Angleichung der Leistungen zur Rehabilitation" (RehaAnglG) vom 07.08.1974. – Anlaufstelle für alle Rehabilitationsfälle im ärztlichen Bereich ist die Krankenkasse.

Rote Liste

Verzeichnis von Fertigarzneimitteln der Mitglieder des Bundesverbandes der Pharmazeutischen Industrie. Die R.L. (so genannt wegen ihres roten Einbands) erhalten die Ärzte in jährlicher Neuauflage kostenlos; sie enthält ca. 9000 Präparateeinträge mit ca. 11 000 Darreichungsformen und ca. 18 000 Preisangaben. Strengeren Ansprüchen an Transparenz und Preisvergleichen genügt die R.L. nicht. Dennoch ist sie wesentliches Informationsmittel der Ärzte für ihre Arzneimittelverordnungen, denn sie finden darin u.a. Angaben über Zusammensetzung, Anwendungsgebiete, Darreichungsformen, Packungsgrößen, Gegenanzeigen und Nebenwirkungen.

Sachleistungsprinzip

s. „Naturalleistungsprinzip".

Sachverständigenrat (für die Konzertierte Aktion im Gesundheitswesen)

Die Berufung der 7 Mitglieder (überwiegend Wissenschaftler) erfolgte durch den BMA am 19.12.1985 aufgrund eines Erlasses vom 12.12.1985. Kernaufgabe: die Erstellung von Gutachten, die jährlich bis 31. Januar vorzulegen sind. Zielsetzungen für den Inhalt der Gutachten:
1) Entwicklungsanalyse der gesundheitlichen Versorgung mit ihren medizinischen und wirtschaftlichen Auswirkungen;
2) Aufzeigen positiver und negativer Entwicklungen;
3) Aufzeigen von Prioritäten für den Abbau von Versorgungsdefiziten und bestehenden Überversorgungen (unter Berücksichtigung der

finanziellen Rahmenbedingungen und vorhandener Wirtschaftlichkeitsreserven). – Zur Diskussion über die Strukturreform können die Ergebnisse der Gutachten nur indirekt beitragen.

Schiedsamt

Jede KV und die betreffenden Landesverbände der gesetzlichen Krankenkassen errichten für ihre Region ein Landesschiedsamt (§ 368 i RVO). Aufgabe: auf Antrag einer Vertragspartei eine Einigung über den Inhalt des Vertrags herbeizuführen, wenn sonst ein Vertrag über die kassenärztliche Versorgung ganz oder teilweise nicht zustande kommt (§ 368 h RVO). Kommt dennoch keine Einigung zustande, erfolgt ein Vermittlungsvorschlag. Wird dieser nicht angenommen, setzt das Landesschiedsamt den Inhalt des Vertrages fest. – Das von der KBV und den Bundesverbänden der GKV eingesetzte Bundesschiedsamt verfährt in gleicher Weise bei Verträgen auf Bundesebene.

Selbsthilfegruppen

Zusammenschluß meist gleichartig Betroffener zur gemeinsamen Bewältigung der durch Krankheit oder Behinderung veränderten Lebensverhältnisse. Ihre große Bedeutung liegt insbesondere in der (gegenseitigen) psychosozialen Betreuung.

Selbstverwaltung

Eigenverantwortliche Verwaltung der Sozialversicherungsträger (u. a. der Krankenkassen) und ihrer Verbände sowie auch der KVen und KZVen (bzw. der KBV und KZBV) durch von Mitgliedern (in der GKV: Vertreter der Versicherten und Arbeitgeber) gewählte Organe (Vertreterversammlung, Vorstand) aufgrund gesetzlicher Aufgabenübertragung (RVO) und Rechtsetzungsbefugnis für den eigenen Mitgliederkreis (Satzungsautonomie). – „Gemeinsame Selbstverwaltung" ist das im Kassenarztrecht (§ 368 Abs. 1) verankerte Zusammenwirken von Kassenärzten und Krankenkassen zur Sicherstellung der kassenärztlichen Versorgung und bei der gemeinsamen vertraglichen Regelung der Beziehungen. – Zur S. gehören ferner die durch Landesgesetze geschaffenen Berufsvertretungen der Ärzte, Zahnärzte und Apotheker in Kammern.

Sicherstellungsauftrag

§ 368 n RVO gibt den KVen den S., den Gewährleistungsauftrag und den Auftrag, die Rechte der Kassenärzte gegenüber den Krankenkassen wahrzunehmen. – Nach dem S. haben die KVen dafür zu sorgen, daß die Versicherten in allen Gebieten zu allen Zeiten die erforderliche kassenärztliche Versorgung erhalten.

Solidargemeinschaft

Gemeinschaft der Versicherten der einzelnen Sozialversicherungsträger.

Solidaritätsprinzip/Solidarprinzip

Grundprinzip in der Sozialversicherung: wechselseitiges Füreinandereinstehen, das auch Verzichte und Opfer beinhaltet („Einer für alle, alle für einen"). Das Gleichgewicht zwischen Beiträgen und Leistungen entspricht nicht dem Einzelrisiko oder der Risikogruppe, sondern es wird – orientiert an Leistungsfähigkeit und Bedarf – innerhalb der Versichertengemeinschaft des jeweiligen Trägers (z.B. einer Krankenkasse) hergestellt. Gegensatz: Äquivalenzprinzip.

sonstige Hilfen

Leistungen der KGV, auf die ein Rechtsanspruch besteht (§§ 200 e– 200 g RVO); sie beinhalten hauptsächlich die ärztliche Beratung über Fragen der Empfängnisregelung (samt Untersuchung und Verordnung empfängnisregelnder Mittel) sowie Beratung über eine nicht rechtswidrige Sterilisation oder einen nicht rechtswidrigen Schwangerschaftsabbruch und die Durchführung entsprechender Maßnahmen.

soziale Sicherheit

Eine der Zielsetzungen des Sozialgesetzbuches. Diesem Ziel immanent ist der Erhalt des sozialen Status des einzelnen, wenn die persönliche Leistung aus „achtenswerten" Gründen nicht mehr erbracht werden kann. Die Zielerreichung soll sichergestellt werden durch Maßnahmen der „sozialen Sicherung" (z.B. Krankengeld, Arbeitslosengeld, Rente).

Sozialgerichtsbarkeit

Einrichtung zur Rechtsprechung im Sozialrecht in 3 Instanzen: Sozialgerichte (1. Instanz) und Landessozialgericht (2. Instanz) sind die sog.

Tatsacheninstanzen. Das Bundessozialgericht entscheidet (als 3. und letzte Instanz) nur über Rechtsfragen und hat in der jüngeren Vergangenheit auch erhebliche Bedeutung erlangt als Institution zur Rechtsschöpfung.

Sozialgesetzbuch (SGB)

Erst teilweise realisiertes Gesetzesvorhaben, um das in viele Einzelgesetze zersplitterte Sozialrecht zusammenzufassen und zu ersetzen (wie die RVO). Vorgesehen ist eine Aufteilung des SGB in 10 Bücher.

Sozialhilfe

S. (früher „Fürsorge") ist neben Krankenversicherung, Unfallversicherung, Renten- und Arbeitslosenversicherung die „5.Säule" im System der sozialen Sicherung in der Bundesrepublik Deutschland. Sie schließt mit ihrer Auffangfunktion die von anderen Sozialleistungsträgern offengelassenen Lücken – auch in der GKV. Maßstab für die Gewährung von S., auf die ein Rechtsanspruch besteht, ist die Bedürftigkeit, deren Ursachen ohne Bedeutung sind. Die Finanzierung erfolgt aus Steuermitteln. Träger der S. sind die kreisfreien Städte und Kreise.

Sozialleistungsquote

Anteil aller im Sozialbudget zusammengefaßten öffentlichen und privaten Sozialausgaben am jeweiligen Bruttosozialprodukt (der Summe aller in Geld bewerteten Güter und Dienstleistungen, die in einem Kalenderjahr in einem Land/Staat hergestellt bzw. erbracht wurden).

Sozialleistungsträger

Dazu zählen die Träger der gesetzlichen Arbeitslosen-, Kranken-, Renten- und Unfallversicherung sowie der Sozialhilfe (Kreise und kreisfreie Städte).

Sozialstation

Gemeinnützige Einrichtung in der Regel kommunaler oder karitativer Organisationen. Sie unterhalten Beratungsstellen und wirken u.a. mit in der Kranken-, Alten- und Behindertenpflege.

Sozialversicherung

In Deutschland entstand im letzten Drittel des 19. Jahrhunderts die S. als erste umfassende Gesetzgebung der Welt zur sozialen Sicherung der Arbeitnehmer: 1) Gesetz über die Krankenversicherung der Arbeiter (1883). – 2) Unfallversicherunggesetz (1884). – 3) Gesetz über die Invaliditäts- und Alterssicherung (1889). – 4) Als letzte Säule zur Sicherung der Arbeiter vor sozialen Risiken folgte 1927 das Gesetz über die Arbeitsvermittlung und Arbeitslosenversicherung. Diese Gesetze – inzwischen vielfach verbessert und novelliert – sind noch heute die Grundlage der sozialen Sicherung in der Bundesrepublik Deutschland.

staatlicher Gesundheitsdienst

In einem s. G. ist das Gesundheitswesen eines Landes so organisiert, daß der Staat alleiniger oder wichtigster Träger der für die Gesundheitsversorgung der Bevölkerung wesentlichen Einrichtungen ist. Die Finanzierung erfolgt überwiegend aus Steuergeldern; s. Ge. gibt es sowohl in westlichen Ländern mit parlamentarischer Demokratie (Großbritannien, Schweden) als auch in sog. sozialistischen Volksdemokratien des Ostens (DDR, UdSSR).

Staatsaufsicht

S. ist die Aufsicht über juristische Personen des öffentlichen Rechts, soweit sie öffentliche Aufgaben wahrnehmen. Das Aufsichtsrecht beschränkt sich in der Krankenversicherung weitestgehend auf die Beachtung von Gesetz und Satzung (Rechtsaufsicht). Aufsichtsbehörde ist für die Institutionen und Verbände auf Bundesebene der Bundesminister für Arbeit und Sozialordnung, für die Vereinigungen und Verbände auf Landesebene sind es die entsprechenden Länderminister bzw. Senatoren.

Strukturkomponente

Zwei Arten sind zu unterscheiden: 1) Intrakomponente: sie betrifft die Verschiebung der Verordnungsstruktur innerhalb identischer Arzneimittel: Stärken, Darreichungsform und Packungsgröße; 2) Interkomponente: Veränderung des Umsatzes durch Substitution bestimmter Arzneimittel durch andere.

Bedeutung: Neben einer Mengenausweitung verordneter Arzneimittel oder Preiserhöhungen können auch Struktureffekte im Angebot der Pharmaindustrie und/oder im Verordnungsverhalten in beträchtlichem Umfange zu einem Umsatzzuwachs bei Fertigarzneimitteln beitragen.

Strukturreform

Ziel der angestrebten S. ist v. a. eine nachhaltige Trendwende in der Kostenentwicklung für die gesundheitliche Versorgung der Bevölkerung durch Veränderung der kostenverursachenden Strukturen im ganzen Gesundheitswesen – samt GKV. Eine parlamentarische Enquetekommission soll dazu Vorschläge erarbeiten, die dann in entsprechenden Gesetzesänderungen ihren Niederschlag finden.

Subsidiaritätsprinzip

Danach soll sich das Individuum zunächst selbst helfen, dann sollen die „kleineren und untergeordneten Gemeinwesen" (Familie, Betrieb, Gemeinde) in Aktion treten, bevor der Staat subsidiär (ersatzweise) in Anspruch genommen wird. Andererseits muß der einzelne zu aktiver Selbstverantwortung erst befähigt werden: sie muß ihm objektiv möglich sein, und er muß subjektiv dazu fähig sein.

Substitutionsverbot / Aut-simile-Verbot

Gemäß § 10 Abs. 4 der Verordnung über den Betrieb von Apotheken müssen die vom Apotheker verabreichten Arzneimittel den Verschreibungen der Ärzte entsprechen. Dem Apotheker ist also untersagt, ein verordnetes Markenprodukt durch ein gleichwertiges, aber preisgünstigeres Marken- oder Nichtmarkenprodukt zu ersetzen.

Transparenzlisten für Arzneimittel

Die vom BMJFG im Einvernehmen mit anderen Bundesministern eingesetzte Transparenzkommission soll eine pharmakologisch-therapeutische und preisliche Transparenz für Fertigarzneimittel herbeiführen, um den Ärzten eine zweckmäßige und kostenbewußte Therapieentscheidung zu erleichtern. In 10 Jahren (1977–1987) hat diese Kommission, in der auch Arzneimittelhersteller vertreten sind, lediglich 8 T. zu begrenzten Indikationsgebieten veröffentlicht.

Vertragsarzt

Für die ärztliche Versorgung der bei Ersatzkassen Versicherten zugelassener Arzt. Diese „vertragsärztliche Versorgung" ist also lediglich die Ersatzkassenvariante der kassenärztlichen Versorgung.

vertrauensärztlicher Dienst (VD)

Er wird als Gemeinschaftsaufgabe der Krankenversicherung durch die Abteilung K der Landesversicherungsanstalten organisiert. Aufgaben: Überprüfung der Verordnungen von Versicherungsleistungen (ohne Berechtigung zum Eingriff in die kassenärztliche Behandlung), Begutachtung der Arbeitsunfähigkeit und notwendiger Rehabilitationsmaßnahmen.

Verweildauer

Sie gibt die Anzahl der Tage an, die ein Patient durchschnittlich im Krankenhaus untergebracht ist. Die Verweildauer wird ermittelt, indem man die Pflegetage durch die Fallzahl dividiert. Aufschlüsse gewährt die durchschnittliche Verweildauer nach Krankheitsarten, nach Abteilungen in Krankenhäusern und nach Krankenhausarten (z.B. Akutkrankenhäusern). Im internationalen Vergleich gilt die durchschnittliche V. (v. a. in Akutkrankenhäusern) in der Bundesrepublik Deutschland als z.T. stark überhöht.

Wahlleistungen

Nach § 7 BPflV vom 21.08.1985 dürfen neben den allgemeinen Krankenhausleistungen bestimmte Wahlleistungen berechnet werden – z.B. Unterbringung im Ein- oder Zweibettzimmer, bessere Verpflegung oder Behandlung als Privatpatient. Die Bedingungen für die Erbringung von W. sind verschärft und in jedem Falle von einer vorherigen schriftlichen Vereinbarung abhängig gemacht worden.

Weiterbildung

Im Unterschied zur Ausbildung (zum Arzt) und der Fortbildung (in der gleichen Sparte) qualifiziert sich der Arzt mit der W. für eine neue Sparte, indem ihm nach erfolgreich abgelegter Prüfung eine entsprechende Gebietsbezeichnung (Arzt für ...), Teilgebietsbezeichnung oder

Zusatzbezeichnung zu führen und die damit verbundene ärztliche Behandlung durchzuführen erlaubt wird.

Werksarzt/Betriebsarzt

Er erfüllt hauptberuflich oder nebenberuflich die gesetzliche Aufgabe, den Arbeitgeber beim Arbeitsschutz, bei der Unfallverhütung sowie in allen Fragen des Gesundheitsschutzes der Arbeitnehmer zu unterstützen. Einzelheiten regelt das „Gesetz über Betriebsärzte, Sicherheitsingenieure und andere Fachkräfte für Arbeitssicherheit" vom 12.12. 1973.

Wirtschaftlichkeit

Gesetzliche Anforderung an die Behandlungs- und Verordnungsweise in der kassenärztlichen Versorgung. § 182 Abs. 2 RVO: „Die Krankenpflege muß ausreichend und zweckmäßig sein; sie darf jedoch das Maß des Notwendigen nicht überschreiten." – § 368 e RVO: „Der Versicherte hat Anspruch auf die ärztliche Versorgung, die zur Heilung oder Linderung nach den Regeln der ärztlichen Kunst zweckmäßig und ausreichend ist. Leistungen, die für die Erzielung des Heilerfolges nicht notwendig oder unwirtschaftlich sind, kann der Versicherte nicht beanspruchen, der an der kassenärztlichen Versorgung teilnehmende Arzt darf sie nicht bewirken oder verordnen; die Kasse darf sie nachträglich nicht bewilligen." – Die KVen und KZVen haben die Einhaltung des Gebots der Wirtschaftlichkeit durch – paritätisch besetzte – Prüfungseinrichtungen (Prüfungsausschüsse, Beschwerdeausschüsse) zu überwachen (§ 368 n Abs. 5 RVO). Eine Legaldefinition des Begriffs „Wirtschaftlichkeit" gibt es nicht. In den Arzneimittelrichtlinien ist er für die Arzneimittelverordnung so beschrieben: „ Für die W. einer Arzneimittelverordnung ist vor dem Preis der therapeutische Nutzen entscheidend. Die W. einer Behandlung ist zu beurteilen nach dem Verhältnis ihrer Kosten zum Heilerfolg; dabei ist auch die für die Erreichung des Heilerfolges erforderliche Zeit zu beachten ..." – Die Rechtsprechung hat im Laufe der Jahrzehnte den Begriff der W. in vielen Fällen konkretisieren müssen, ohne ihn allgemeinverbindlich zu definieren.

Zahnarzthelferin

Lehrberuf mit 3jähriger (bei mittlerer Reife nur 2jähriger) Lehrzeit. Für Prüfung und Prüfungsordnung sind nach § 91 Berufsbildungsgesetz vom 14.08.1969 die Zahnärztekammern zuständig.

Zahnersatz

Herausnehmbarer („Prothesen") und festsitzender („Brücken") Zahnersatz werden von den Krankenkassen als Teil der Krankenpflege gewährt (§§ 182, 182c RVO). Die für die Versorgung mit Z. erforderliche zahnärztliche Behandlung übernimmt die Krankenkasse in voller Höhe; zu den Kosten der zahntechnischen Leistungen wird ein Zuschuß gewährt, dessen Höhe durch die Satzung jeder Krankenkasse geregelt wird, der aber 60% der Kosten nicht übersteigen darf.

zahnmedizinische Fachhelferin (ZMF)

Eine Zahnarzthelferin kann sich nach einer gewissen Berufserfahrung (von 2 oder mehr Jahren) zur ZMF weiterbilden lassen und darf dann unter Verantwortung des Zahnarztes auch selbständig Leistungen (wie z.B. Zahnsteinentfernung, Polieren von Füllungen) ausführen, die ihr als Zahnarzthelferin noch untersagt waren.

Zahntechniker

Handwerker, der auf Anweisung eines Zahnarztes Zahnersatz, Zahnkronen, Apparate für die Kieferorthopädie etc. herstellt, verändert oder repariert. Nach § 368g Abs.5a RVO schließen die Innungen oder Innungsverbände der Z. mit den Landesverbänden der Krankenkassen Vereinbarungen über die Vergütung der zahntechnischen Leistungen und die Rechnungslegung. Die Abrechnung der Leistungen erfolgt nach wie vor über die Zahnärzte, in deren Auftrag die jeweiligen Leistungen erbracht werden.

zahntechnische Laboratorien

Es ist zu unterscheiden zwischen gewerblichen und praxiseigenen zahntechnischen Laboratorien. Der überwiegende Teil zahntechnischer Leistungen wird von den gewerblichen Labors im Auftrage von Zahnärzten erbracht. Den Praxislabors mit angestellten Zahntechnikern sind gewerbliche Arbeiten für andere Zahnärzte untersagt.

Zentralinstitut (ZI)

Das „ZI für die kassenärztliche Versorgung in der Bundesrepublik Deutschland" ist eine rechtsfähige Stiftung der KBV und der 18 KVen und hat seinen Sitz in Köln. Forschungs- und Entwicklungsaufgaben insbesondere zur allgemeinen Medizin und zur ambulanten kassenärztlichen Versorgung werden vom ZI angeregt, gefördert oder häufig selbst durchgeführt und in einer der Schriftenreihen veröffentlicht. Dank seiner objektiven und fachlich kompetenten Untersuchungen genießt das ZI auch in der Wissenschaft und bei allen Einrichtungen des Gesundheitswesens hohes Ansehen.

Zulassung

Voraussetzung zur Teilnahme an der kassenärztlichen Versorgung von Patienten der RVO-Kassen. Die Z. erfolgt auf Antrag an den – paritätisch besetzten – Zulassungsausschuß, der, ebenso wie der Berufungsausschuß, bei jeder KV und KZV zu errichten ist. Das Nähere ist in den vom BMA erlassenen Zulassungsordnungen geregelt. Auf der Basis rechtlicher Regelungen können für bestimmte Gebiete unter bestimmten Voraussetzungen Zulassungsbeschränkungen ausgesprochen werden.

zytologisch-technische Assistentin (ZTA)

Heilhilfs- oder Gesundheitsberuf. Ausbildung in speziellen Lehranstalten. Berufsausübung: Unterstützung und Entlastung des ärztlichen Zytologen bei zytologischen Untersuchungen.

Anhang B: Anschriften wichtiger Einrichtungen unseres Gesundheitswesens

Akademie für öffentliches Gesundheitswesen
Auf'm Hennekamp 70, 4000 Düsseldorf, Tel. (02 11) 34 19 70/1

AOK-Bundesverband
Kortrijker Str. 1, 5300 Bonn 2, Tel. (02 28) 8 43-0

Arbeitsgemeinschaft Deutscher Schwesternverbände
Friedrich-Ebert-Allee 71, 5300 Bonn 1, Tel. (02 28) 23 30 47/8

Arzneimittelkommission der deutschen Ärzteschaft
Herbert-Lewin-Str. 5, 5000 Köln 41, Tel. (02 21) 40 04-0

Berufsverband der Arzt- und Zahnarzthelferinnen e. V.
Hoher Wall 21, 4600 Dortmund 1, Tel. (02 31) 14 60 13

Berufsverband Deutscher Psychologen e. V.
Heilsbachstr. 22, 5300 Bonn 1, Tel. (02 28) 64 10 54-56

Bund deutscher Hebammen e. V.
Reinhold-Frank-Str. 18, 7500 Karlsruhe 1, Tel. (07 21) 2 74 76

Bund Deutscher Heilpraktiker
Morgenstr. 71, 7450 Unna, Tel. (0 23 03) 1 63 68

Bundesärztekammer
Herbert-Lewin-Str. 1, 5000 Köln 41, Tel. (02 21) 40 04-0

Bundesapothekerkammer
Beethovenplatz 1-3, 6000 Frankfurt am Main 1, Tel. (0 69) 7 54 41

Bundesausschuß der Ärzte und Krankenkassen
Herbert-Lewin-Str. 3, 5000 Köln 41, Tel. (02 21) 40 05-0

Bundesgesundheitsamt
Thielallee 88-92, 1000 Berlin 33, Tel. (0 30) 83 08-0

Bundesinnung der Hörgeräte-Akustiker
Obere Kreuzstr. 12, 6500 Mainz 25, Tel. (0 61 31) 68 70 88

Bundesinnungsverband für Orthopädie-Technik
Reinoldistr. 7-9, 4600 Dortmund, Tel. (02 31) 57 93 21/2

Bundesknappschaft/Krankenkasse
Pieperstr. 14-28, 4630 Bochum, Tel. (02 34) 3 04-1

Bundesministerium für Arbeit und Sozialordnung
Rochusstraße 1, 5300 Bonn 1, Tel. (02 28) 5 27-1

Bundesministerium für Jugend, Familie, Frauen und Gesundheit
Kennedy-Allee 105-107, 5300 Bonn 2, Tel. (02 28) 33 81

Bundesverband der Ärzte des Öffentlichen Gesundheitsdienstes e. V.
Schubertstr. 14, 8520 Erlangen, Tel. (0 91 31) 30 20 44

Bundesverband der Betriebskrankenkassen
Kronprinzenstr. 6, 4300 Essen 1, Tel. (02 01) 20 19-1

Bundesverband der Deutschen Zahnärzte e. V.
Universitätsstr. 71-73, 5000 Köln 41, Tel. (02 21) 40 01-0

Bundesverband der Innungskrankenkassen
Kölner Str. 1-5, 5060 Bergisch-Gladbach, Tel. (0 22 04) 4 40

Bundesverband der Landwirtschaftlichen Krankenkassen
Weißensteinstr. 72, Kassel-Wilhelmshöhe, Tel. (05 61) 30 81-1

Bundesverband der Zahnärzte des Öffentlichen Gesundheitsdienstes e. V.
Ross-Str. 1, 4100 Duisburg 1, Tel. (02 03) 33 08 36

Bundesvereinigung der Deutschen Arbeitgeberverbände
Gustav-Heinemann-Ufer 72, 5000 Köln 51, Tel. (02 21) 37 95-0

Bundesvereinigung deutscher Apothekerverbände
Beethovenplatz 1-3, 6000 Frankfurt/M. 1, Tel. (0 69) 7 54 41

Bundesvereinigung für Gesundheitserziehung e. V.
Bernkasteler Str. 53, 5300 Bonn 2, Tel. (02 28) 31 78 10

Bundeszentrale für gesundheitliche Aufklärung
Ostmerheimerstr. 200, 5000 Köln 91, Tel. (02 21) 89 92-1

Christlicher Gewerkschaftsbund Deutschlands
Konstantinstr. 13, 5300 Bonn 2, Tel. (02 28) 35 70 61/2

Deutsche Angestellten-Gewerkschaft
Karl-Muck-Platz 1, 2000 Hamburg 36, Tel. (0 40) 34 91 51

Deutsche Krankenhausgesellschaft
Tersteegenstr. 9, 4000 Düsseldorf 30, Tel. (02 11) 45 47 30

Deutscher Apotheker-Verein e. V.
Beethovenplatz 1–3, 6000 Frankfurt/M. 1, Tel. (0 69) 7 54 41

Deutscher Bäderverband e. V.
Schumannstr. 111, 5300 Bonn 1, Tel. (02 28) 21 80 88/9

Deutscher Beamtenbund
Postfach 20 50 05, 5300 Bonn 2, Tel. (02 28) 8 11-0

Deutscher Berufsverband für Krankenpflege e. V.
Arndtstraße 15, 6000 Frankfurt/M. 1, Tel. (0 69) 74 05 66

Deutscher Gewerkschaftsbund
Hans-Böckler-Str. 39, 4000 Düsseldorf 30, Tel. (02 11) 4 30 10

Deutscher Verband Technischer Assistenten in der Medizin e. V.
Holsterhauser Str. 69, 4300 Essen 1, Tel. (02 01) 78 89 80

Fachvereinigung der Verwaltungsleiter deutscher Krankenanstalten e. V.
Hervester 57, 4370 Marl, Tel. (0 23 65) 5 02 00

Freier Verband Deutscher Zahnärzte e. V.
Mallwitzstr. 16, 5300 Bonn 2, Tel. (02 28) 34 60 41

Gemeinschaft Fachärztlicher Berufsverbände
Arndtstr. 20, 6204 Taunusstein 1, Tel. (0 61 28) 36 25

Hartmannbund – Verband der Ärzte Deutschlands e. V.
Godesberger Allee 54, 5300 Bonn 2, Tel. (02 28) 8 10 40

Hauptverband der gewerblichen Berufsgenossenschaften e. V.
Lindenstr. 78–80, 5202 St. Augustin 1, Tel. (0 22 41) 2 31-01

Kassenärztliche Bundesvereinigung
Herbert-Lewin-Str. 1, 5000 Köln 41, Tel. (02 21) 40 05-0

Kassenzahnärztliche Bundesvereinigung
Universitätsstr. 73, 5000 Köln 41, Tel. (02 21) 40 01-0

Marburger Bund - Verband der angestellten und beamteten Ärzte
Deutschlands e.V.
Riehler Str. 6, 5000 Köln 1, Tel. (0221) 733173, 724624

Seekasse
Reimerstwiete 2, 2000 Hamburg 11, Tel. (040) 361370

Verband der Angestellten-Krankenkassen e.V.
Verband der Arbeiter-Ersatzkassen e.V.
Frankfurter Str. 84, 5200 Siegburg, Tel. (02241) 108-1

Verband der leitenden Krankenhausärzte Deutschlands e.V.
Tersteegenstr. 9, 4000 Düsseldorf 30, Tel. (0211) 434033

Verband der niedergelassenen Ärzte Deutschlands e.V.
Belfortstr. 9V, 5000 Köln 1, Tel. (0221) 727072

Verband Deutscher Betriebs- und Werksärzte e.V.
Reinhold-Frank-Str. 71, 7500 Karlsruhe 1, Tel. (0721) 855353

Verband Deutscher Rentenversicherungsträger
Eysseneckerstr. 55, 6000 Frankfurt/M. 1, Tel. (069) 1522-0

Verband Deutscher Zahntechniker-Innungen
Ilkenhansstr. 6, 6000 Frankfurt/M. 50, Tel. (069) 520136/7

Zentralverband der Augenoptiker
Stresemannstr. 12, 4000 Düsseldorf 1, Tel. (0211) 320697

Literaturhinweise

1 Allgemeines zum Gesundheitswesen
2.1 Öffentlicher Gesundheitsdienst
2.2 Ambulante (zahn)ärztliche Versorgung
2.3 Ambulante nichtärztliche Versorgung
2.4 Stationäre Versorgung
2.5 Kuranstalten und Sanatorien
2.6 Arzneimittelversorgung
3 Versicherungseinrichtungen
4 Berufliche Einrichtungen
5 Selbsthilfeeinrichtungen/Sozialstationen
6 Supra- und Internationale Regelungen und Einrichtungen
7 Selbstverwaltung
8 Reform des Gesundheitswesens

1 Allgemeines zum Gesundheitswesen

Andersen HH, Schulenburg JM von der (1987) Kommentierte Bibliographie zur Gesundheitsökonomie. edition sigma-WZB, Berlin

AOK-Bundesverband (Hrsg) (1986) Statistisches Handbuch 1985: Vertragspartner. AOK-Verlag, Bonn

Arnold M (1986) Medizin zwischen Kostendämpfung und Fortschritt. Hirzel, Stuttgart

Berg H (1985) Bilanz der Kostendämpfungspolitik im Gesundheitswesen 1977–1984. Asgard, St. Augustin

Breyer F (1984) Die Nachfrage nach medizinischen Leistungen. Springer, Berlin Heidelberg New York Tokio

Bundesministerium für Jugend, Familie und Gesundheit (Hrsg) (1985) Daten des Gesundheitswesens 1985. Schriftenreihe des BMJFG, Bd 154. Kohlhammer, Stuttgart

Deppe HU (Hrsg) (1980) Vernachlässigte Gesundheit. Zum Verhältnis von Gesundheit, Staat, Gesellschaft in der Bundesrepublik Deutschland. Kiepenheuer & Witsch, Köln

Deutscher Bundestag (Hrsg) Antwort der Bundesregierung auf die Große Anfrage zur Leistungsfähigkeit des Gesundheitswesens und der Qualität der gesundheitlichen Versorgung der Bevölkerung. Bundestags-Drucksache 10/3374 vom 22.05.1985, Bonn

Fiedler G (1978) Einführung in das Gesundheitswesen der Bundesrepublik Deutschland. Bd 1 der Studien des Instituts für Gesundheits-System-Forschung Kiel

Finkenbusch N (1987) Begriffe der Sozialversicherung und aus angrenzenden Rechtsgebieten, 3. neubearb. Aufl. Asgard, St. Augustin

Gäfgen G, Lampert H (Hrsg) (1982) Betrieb, Markt und Kontrolle im Gesundheitswesen. Beiträge zur Gesundheitsökonomie, Bd 3. Bleicher, Gerlingen

Gäfgen G (Hrsg) (1986) Ökonomie des Gesundheitswesens. Schriften des Vereins für Socialpolitik, N.F. Bd 159. Duncker & Humblot, Berlin

Häußler S (1976) Gesundheitspolitik. Reform durch Zwang oder Einsicht? Deutscher Instituts-Verlag, Köln

Hagemann L (1978) Berufe des Gesundheitswesens. Bd 6 der Studien des Instituts für Gesundheits-System-Forschung. Kiel, S 269–321

Hauser H, Sommer JH (1984) Kostendämpfung im Gesundheitswesen in den USA, in Kanada und in der Bundesrepublik Deutschland. Haupt, Bern Stuttgart

Henke K-D, Reinhardt U (Hrsg) (1983) Steuerung im Gesundheitswesen. Beiträge zur Gesundheitsökonomie, Bd 4. Bleicher, Gerlingen

Herder-Dorneich P, Sieben G, Thiemeyer T (Hrsg) (1981) Beiträge zur Gesundheitsökonomie. Bd 1: Wege zur Gesundheitsökonomie I. Bleicher, Gerlingen

Herder-Dorneich P, Sieben G, Thiemeyer T (Hrsg) (1982) Beiträge zur Gesundheitsökonomie. Bd 2: Wege zur Gesundheitsökonomie II. Bleicher, Gerlingen

Herder-Dorneich P, Schuller A (Hrsg) (1985) Die Ärzteschwemme. Nomos, Baden-Baden

Jäger H (1986) Einführung in die Sozialversicherung, 9. Aufl. E. Schmidt, Berlin

Sachverständigenrat für die Konzertierte Aktion im Gesundheitswesen (Hrsg) (1987) Jahresgutachten 1987. Medizinische und ökonomische Orientierung. Vorschläge für die Konzertierte Aktion im Gesundheitswesen. Nomos, Baden-Baden

Statistisches Bundesamt (Hrsg) (1952–1985) Statistisches Jahrbuch der Bundesrepublik Deutschland. Kohlhammer, Stuttgart (Jedes Jahr erscheint ein neuer Band.)

Wannagat G (1965) Lehrbuch des Sozialversicherungsrechts, Bd I. Mohr, Tübingen
Wissenschaftliches Institut der Ortskrankenkassen (Ferber C von, Reinhardt UE, Schaefer H, Thiemeyer T – Hrsg) (1985) Kosten und Effizienz im Gesundheitswesen. Oldenbourg, München
Zacher HF, Kühler PA (Hrsg) (1981) Ein Jahrhundert Sozialversicherung in der Bundesrepublik Deutschland, Frankreich, Großbritannien, Österreich und der Schweiz. Duncker & Humblot, Berlin

2.1 Öffentlicher Gesundheitsdienst

Aufgaben des öffentlichen Gesundheitsdienstes bei der Gesundheitssicherung in der Bundesrepublik Deutschland. (1985) Das Öffentliche Gesundheitswesen, Heft 47
Bethge H (1966) Aufgabe und Stellung der Gesundheitsämter in den einzelnen Bundesländern. In: Pürckhauer F, Stralau J (Hrsg) Das Öffentliche Gesundheitswesen, Bd I, Teil B III C 1: 6. Thieme, Stuttgart
Femmer HJ et al. (Hrsg) Grundriß des öffentlichen Gesundheitswesens. 21. verb. und erg. Aufl. Bertelsmann, Bielefeld
Fünfzig Jahre Gesetz über die Vereinheitlichung des Gesundheitswesens (1985) Tagung zur Geschichte und Zukunft des öffentlichen Gesundheitsdienstes am 18. und 19. Mai 1984 in Bremen. (Bd 12 der Schriftenreihe der Akademie für öffentliches Gesundheitswesen in Düsseldorf)
Hopf E-J (1976) Das Gesundheitsamt heute und morgen. Das Öffentliche Gesundheitswesen, Heft 1
Hopf E-J, Moritzen P (1978) Öffentliches Gesundheitswesen. Bd 3 der Studien des Instituts für Gesundheits-System-Forschung. Kiel
Hopfner L (1966) Allgemeiner Aufbau der Gesundheitsverwaltung in Bund und Ländern. In: Pürckhauer F, Stralau J (Hrsg) Das Öffentliche Gesundheitswesen. Bd I: Gesundheitsverwaltung, Teil A: Grundlagen. Thieme, Stuttgart
Labisch A, Ziemann U (1984) Zur Personalsituation (insbesondere der Ärzte) im ÖGD von 1951 bis 1980 im Vergleich zur ambulanten und stationären Versorgung. Das Öffentliche Gesundheitswesen, Heft 46
Lehmkuhl H, Pürckhauer F (Hrsg) (1964) Das Öffentliche Gesundheitswesen. Bd II: Berufe und Einrichtungen des Gesundheitswesens. Thieme, Stuttgart
Maier E (1986) Zukunft der Jugendgesundheitshilfe im Öffentlichen Gesundheitsdienst. Das Öffentliche Gesundheitswesen, Heft 48
Pürckhauer F, Stralau J (1966) Das Öffentliche Gesundheitswesen. Bd I: Gesundheitsverwaltung, Teil A: Grundlagen. Thieme, Stuttgart
Schmacke N (1987) Der Standort der Gesundheitsämter in der aktuellen gesundheitspolitischen Diskussion. Das Argument (Sonderband A 5, S 146)
Steuer W (1984) Aufgabenwandlung des Öffentlichen Gesundheitsdienstes. Das Öffentliche Gesundheitswesen, Heft 46

2.2 Ambulante (zahn)ärztliche Versorgung

Adam H (1983) Ambulante ärztliche Leistungen und Arztdichte. Duncker & Humblot, Berlin

Bauer G (1979) Der Begriff der Praxiskosten. Die Ortskrankenkasse. Heft 7

Behlau M (1967) Rechtsprobleme des Honorarverteilungsmaßstabes bei Kassenärzten. Jur. Dissertation, Universität Köln

Brück D, Hess R (1985) Einführung in die Kassenpraxis und Kassenabrechnung. Deutscher Ärzte-Verlag, Köln

Effer E, Vogt G (1986) Berufskunde, Rechtskunde, Vertragswesen für die Arzthelferin, 17. neubearb. Aufl. Deutscher Ärzte-Verlag, Köln

Fiedler E (1985) Medizinerschwemme und Ärzteausbildung aus der Sicht der Kassenärzteschaft. Medizin, Mensch, Gesellschaft (MMG), Heft 1

Geigant F (1986) Niederlassung in freier Praxis. Noch Gegenwart oder schon Vergangenheit? In: Gäfgen G (Hrsg) Ökonomie des Gesundheitswesens. Duncker & Humblot, Berlin

Gitter W (1986) Die ambulante Versorgung von Pflegefällen. Wilfer, Spardorf

Gitter, W, Oberender P, Wannagat G (1985) Ärzteschwemme. Ursachen und Lösungsmöglichkeiten. Rechtliche und ordnungspolitische Überlegungen. Wilfer, Spardorf

Häußler S, Liebold R, Narr H (1984) Die kassenärztliche Tätigkeit, 3. Aufl. Springer, Berlin Heidelberg NewYork Tokio

Hamann W (1980) Steuerungsanalyse der Honorierungsverfahren für ärztliche Leistungen. Medizin, Mensch, Gesellschaft (MMG), Heft 3

Heinemann GW, Liebold R (1980) Kassenarztrecht, 5. Aufl. Engel, Berlin

Krauskopf D, Siewert J (1980) Das Kassenarztrecht, 3. Aufl. Asgard, St. Augustin

Kruse O (1978) Ambulante ärztliche Versorgung. Bd 2 der Studien des Instituts für Gesundheits-System-Forschung. Kiel, S 9–150

Liebold R (1983) Handlexikon des Kassenarzt- und Kassenzahnarztrechts und der angrenzenden Rechtsgebiete, 2. überarb. Aufl. Asgard, St. Augustin

Lubecki P (1986) Kassenärztliche Versorgung bei steigenden Arztzahlen. Die Ortskrankenkasse, Heft 21

Ludes H (1986) Die Honorierung kassenärztlicher Leistungen als Instrument zur Angebotssteuerung im ambulanten Sektor. Ein Weg zur Stärkung der Selbstverwaltung. Bd 4 der Reihe Gesundheitsökonomie und Sozialrecht. Wilfer, Spardorf

Lücke G (1980) Beiträge zum neuen Kassenarztrecht. Köln

Maretzky/Venter (1974) Geschichte des deutschen Zahnärztestandes. Greven & Bechtold, Köln

Naschold F (1967) Kassenärzte und Krankenversicherungsreform. Rombach, Freiburg

Oesingmann U (1987) Die Rolle der Kassenärztlichen Vereinigungen. (Artikelserie in:) Die Neue Ärztliche, ab 09.10. 1987

Ohlrogge M (1986) Bema '86. Neubewertung zahnärztlicher Leistungen in Kraft. Die Ortskrankenkasse, Heft 9

Ohlrogge M (1986) Zahnersatz-Versorgung. Aktuelle Änderungen. Die Ortskrankenkasse, Heft 22

Reisinger H (1973) Die Quintessenz der zahnärztlichen Berufskunde. Die Quintessenz, Berlin

Sachverständigenrat für die Konzertierte Aktion im Gesundheitswesen (Hrsg) (1987) Jahresgutachten 1987. Kapitel III: Die zahnmedizinische Versorgung. Nomos, Baden-Baden

Schagen U (1980) Ambulante medizinische Versorgung. In: Deppe HU (Hrsg) Vernachlässigte Gesundheit. Kiepenheuer & Witsch, Köln

Schicke R (1984) Sozialmedizinische Aspekte der Zahnheilkunde. Schattauer, Stuttgart

Schneider G (1981) Die Entwicklung der Beziehungen zwischen Ärzten und Krankenkassen. Die Ortskrankenkasse, Heft 11

Schulenburg JM Graf von der (1981) Kostenexplosion im Gesundheitswesen – Folge eines fehlerhaften Steuerungsmechanismus? Mohr, Tübingen

Schulenburg JM Graf von der (1981) Systeme der Honorierung frei praktizierender Ärzte und ihre Allokationswirkung. Mohr, Tübingen

Schulenburg JM Graf von der (1986) Möglichkeiten und Probleme der Steuerung der Nachfrage nach Gesundheitsleistungen. Medizin, Mensch, Gesellschaft (MMG), Heft 1–2

Schulz W (1986) Der Wettbewerb zwischen niedergelassenen Ärzten. Einige analytische Ansatzpunkte. In: Gäfgen G (Hrsg) Ökonomie des Gesundheitswesens. Duncker & Humblot, Berlin

Schwartz FW (1985) Bewertungsmaßstab als Instrument der Kostensenkung? Sozialer Fortschritt, Heft 2

Smigielski E (1980) Die konzertierte Aktion im Gesundheitswesen als Steuerungsinstrument für die Honorarverhandlungen zwischen Krankenkassen und Kassenärztlichen Vereinigungen. Brockmeyer, Bochum

Thiemeyer T (1986) Das ärztliche Honorar als Preis. In: Gäfgen G (Hrsg) Ökonomie im Gesundheitswesen. Duncker & Humblot, Berlin

Thiemeyer T (1986) Gesundheitsleistungen. Steuerung durch Markt, Staat oder Verbände? Sozialer Fortschritt, Heft 5–6

Tiemann/Herber (1980) System der zahnärztlichen Versorgung in der Bundesrepublik Deutschland. Deutscher Ärzte-Verlag, Köln

WIdO, ZI (1987) Informationen zur Fallzahlentwicklung. Sonderbericht: Überblick über die Fallzahlentwicklung bei niedergelassenen Ärzten im Bereich der RVO-Krankenkassen im Zeitraum 01.07.1979–31.12.1986. WIdO, Bonn Köln

Wittig W (1985) Zur Einkommensentwicklung bei Ärzten und Zahnärzten. Die Ortskrankenkasse, Heft 11

ZI (1978) Der Bedarf an Ärzten in der kassenärztlichen Versorgung. Deutscher Ärzte-Verlag, Köln

2.3 Ambulante nichtärztliche Versorgung

Barth J, Engels A, Gerdelmann W et al. (1980) Seh- und Hörhilfen. AOK, Bonn

Fiedler G (1978) Einführung in das Gesundheitswesen der Bundesrepublik Deutschland. Bd 1 der Studien des Instituts für Gesundheits-System-Forschung, Kiel

Geck H-M, Petry G (1981) Marktstrukturen und Preisbildung bei Hörhilfen im System der gesetzlichen Krankenversicherung. Bd 68 der Gesundheitsforschung des BMA, Bonn

Hagemann L (1978) Ambulante nichtärztliche Versorgung. Bd 6 der Studien des Instituts für Gesundheits-System-Forschung. Kiel, S 323–332

Henning J (1980) Preisbildung, Produktivität und Wettbewerb auf dem Markt für Sehhilfen. WIdO, Bonn
Saeke R (1987) Strukturprobleme des Heil- und Hilfsmittelsektors. Die Ortskrankenkasse, Heft 5
WIdO (Hrsg) (1981) Die Entwicklung auf dem Markt für Heil- und Hilfsmittel und ihre Einflußfaktoren. WIdO-Materialien, Bd 11. Bonn
Wolff U, Lorenzen U, Görner R (1978) Ambulante Versorgung durch Einrichtungen des Sozialwesens. Bd 2 der Studien des Instituts für Gesundheits-System-Forschung. Kiel
Zacher HF (1974) Der Augenoptiker als Faktor der Brillenversorgung in der Gesetzlichen Krankenversicherung. Schulz, Percha

2.4 Stationäre Versorgung

Axtner W (1978) Krankenhausmanagement. Empfehlungen zu Zielen, Rechtsform, Organisation und Führung auf der Grundlage einer empirischen Untersuchung. Nomos, Baden-Baden
Brandecker K (1978) Krankenhausversorgung. Bd 4 der Studien des Instituts für Gesundheits-System-Forschung. Kiel
Dahlhoff M (1987) Warum wird das Pflegeproblem nicht gelöst? Sozialer Fortschritt, Heft 4
Deutsche Krankenhausgesellschaft (Hrsg) (1987) Zahlen, Daten, Fakten '87. Düsseldorf
Eichhorn S (1975, 1976) Krankenhausbetriebslehre. Theorie und Praxis des Krankenhausbetriebes, 3. überarb. und erw. Aufl., 2 Bde. Kohlhammer, Stuttgart
Eichhorn S, Schmidt R (Hrsg) (1984) Planung und Kontrolle im Krankenhaus. Beiträge zur Gesundheitsökonomie, Bd 5. Bleicher, Gerlingen
Eichhorn S (1986) Die Übertragung betriebswirtschaftlicher Organisationsprinzipien auf die Leitung von Universitätskliniken. In: Gäfgen G (Hrsg) Ökonomie des Gesundheitswesens. Duncker & Humblot, Berlin
Fack WG (1985) Der Kosten- und Leistungsnachweis nach der BPflV. (In Zeitschrift:) Das Krankenhaus
Gesellschaft Deutscher Krankenhaustag (Hrsg) (1987) 14. Deutscher Krankenhaustag und Interhospital 87. Die Stellung des Krankenhauses in der gesundheitlichen Versorgung. Köln
Grünenwald K (1986) Arten und Bedeutung der Krankenhauspflegesätze nach der BPflV '86. (In Zeitschrift:) Wege zur Sozialversicherung
Grünenwald K, Kehr H, Tuschen KH (1987) Kommentar. Kosten- und Leistungsnachweis der Krankenhäuser. Mit Einführungsteil „Wirtschaftliche Aspekte des neuen Krankenhausrechts". Bettendorf, Bad Homburg v. d. H.
Grünenwald K, Wettstein-Grünenwald A (1980) Krankenhausfinanzierungsrecht. Ergänzbares lexikalisches Handbuch. Erich Schmidt, Frankfurt am Main (Wird laufend aktualisiert.)
Herder-Dorneich P, Wasem J (1986) Krankenhausökonomik zwischen Humanität und Wirtschaftlichkeit. Nomos, Baden-Baden
Hoffmann H (1985) Zur Situation des Krankenhauswesens in der Bundesrepublik Deutschland. Kohlhammer, Köln

Hoppe D (1985) Medizinerschwemme und Ärzteausbildung aus der Sicht der Krankenhausärzte. Medizin, Mensch, Gesellschaft (MMG), Heft 1
Jung K (1985) Bundespflegesatzverordnung BPflV '86. Textausgabe mit Materialien zur Entstehungsgeschichte der Verordnung zur Regelung der Krankenhauspflegesätze und einer erläuternden Einführung in das neue Pflegesatzrecht. Kohlhammer, Köln
Kehr H (1985) Wie teuer sind unsere Krankenhäuser? Die Ortskrankenkasse, Heft 10
Kehr H (1985) Inhalte und Probleme der neuen Bundespflegesatzverordnung. Die Ortskrankenkasse
Müller H-W (Hrsg) (1983) Führungsaufgaben im modernen Krankenhaus. Kohlhammer, Köln
Prößdorf K (1985) Wie weit sind Leistungsanspruch und medizinischer Fortschritt in Zukunft noch finanzierbar? Arzt und Krankenhaus, Heft 6
Rausch R (1984) Freigemeinnützige Krankenhäuser. Entwicklung, Lage, Leistungen. Beiträge zur Gesundheitsökonomie, Bd 14. Bleicher, Gerlingen
Robert-Bosch-Stiftung (Hrsg) (1987) Krankenhausfinanzierung in Selbstverwaltung. Bleicher, Gerlingen
Sachverständigenrat für die Konzertierte Aktion im Gesundheitswesen (Hrsg) (1987) Jahresgutachten 1987. Kap. II: Die stationäre Versorgung. Nomos, Baden-Baden, S 100–123
Schaub T (1986) Der Spitalsektor. Rügger, Grüsch
Sieben G (1986) Möglichkeiten und Grenzen pretialer Lenkung im Krankenhaus. In: Gäfgen G (Hrsg) Ökonomie des Gesundheitswesens. Duncker & Humblot, Berlin
Sommer JH (1983) Kostenkontrolle im Gesundheitswesen. Rüegger, Diesenhofen
Tuschen KH (1985) Kosten- und Leistungsnachweis der Krankenhäuser. (In Zeitschrift:) Die Betriebskrankenkasse
Wachtel HW (1984) Determinanten der Ausgabenentwicklung im Krankenhauswesen. Bd 10 der Reihe „Schriften zum Genossenschaftswesen und zur öffentlichen Wirtschaft". (Engelhard WW von, Thiemeyer T, Hrsg). Duncker & Humblot, Berlin
Westphal E (1985) Zum Thema Kostenminimierung im Krankenhaus. Medizin, Mensch, Gesellschaft (MMG), Heft 4
Westphal E (1985) Budgetorientierte Krankenhauspflegesätze. (In Zeitschrift:) Die Ortskrankenkasse
Wolff U, Lorenzen U, Görner R (1978) Stationäre Versorgung durch Einrichtungen des Sozialwesens. Bd 2 der Studien des Instituts für Gesundheits-System-Forschung. Kiel

2.5 Kuranstalten und Sanatorien

BMA (Hrsg) (1987) Der Zugang zu Kuren. Einflußfaktoren auf Verordnung und Inanspruchnahme von stationären Heilbehandlungen. Teil I: Versichertenbefragung. Teil II: Ärztebefragung. Teil III: Ergebnisevaluation. Bd 146 der Gesundheitsforschung des BMA. Bonn 1987
Deutscher Bäderverband e.V. (Hrsg) (1982) Kommentar der Begriffsbestimmungen für Kurorte, Erholungsorte und Heilbrunnen. Meister, Kassel Bonn
Deutscher Bäderverband e.V. (Hrsg) (1985) Jahresbericht 1985. Meister, Kassel Bonn
Deutscher Bäderverband e.V. (Hrsg) (1986) Zur Situation der deutschen Heilbäder und Kurorte. Gegenwart und Zukunft. Meister, Kassel Bonn

Frost G, Waldvogel B (1978) Kur- und Bäderwesen. Bd 6 der Studien des Instituts für Gesundheits-System-Forschung. Kiel, S 177-267
Häußler S (1976) Das Kurwesen aus der Sicht des Kassenarztes. (In Zeitschrift:) Arbeitsmedizin, Sozialmedizin, Präventivmedizin
Kleinschmidt T (1976) Das Kurwesen in der Kritik. (In Zeitschrift:) Arbeitsmedizin, Sozialmedizin, Präventivmedizin
Wannenwetsch E (1973) Der meßbare Kurerfolg. Deutsches Ärzteblatt

2.6 Arzneimittelversorgung

Arzneimittelkommission der Deutschen Ärzteschaft (Hrsg) (1984) Arzneiverordnungen. Köln
Gerdelmann W, Hartmann-Besche W, Reher R (1978) Arzneimittel - Rezeptprüfung, Beratung und Regreß. Ergänzbares Handbuch für Krankenkassen, Ärzte, Apotheker und Arzneimittelhersteller. Schmidt, Berlin (Wird laufend aktualisiert.)
Gesellschaft für Versicherungswissenschaft und -gestaltung e.V. (Hrsg) (1985) Reform des Arzneimittelmarktes. Bd 8 der Schriftenreihe der Gesellschaft. Köln
Hartmann-Besche W (1984) Arzneimittelmarkt. Wettbewerb durch Generikaprogramme. Die Ortskrankenkasse, Heft 20
Kloesel A, Cyran W (1987) Arzneimittelrecht - mit amtlichen Begründungen, weiteren Materialien und einschlägigen Rechtsvorschriften sowie Sammlung gerichtlicher Entscheidungen. Kommentar. 3. völlig neu bearb. Aufl., 5 Bde. Deutscher Apotheker-Verlag, Stuttgart
Nord D (1982) Die soziale Steuerung der Arzneimittelversorgung. Bedürfnis versus Budgetsteuerung im Gesundheitswesen. Enke, Stuttgart
Oberender P (1985) Besonderheiten des Arzneimittelmarktes. In: Oberender P (Hrsg) Gesundheitswesen im Wandel. Beiträge zu einer gesundheitspolitischen Neuorientierung. Wilfer, Spardorf
Reher R (1985) Gesamtgesellschaftliche Wohlfahrtsaspekte der Arzneimittelversorgung. Die Ortskrankenkasse, Heft 21-22
Reher R (1985) Preisvergleichsliste mit Empfehlungsstruktur. (In Zeitschrift:) Selbstverwaltung der Ortskrankenkassen, Okt./Nov.
Reher R (1987) Neuordnung des Arzneimittelgesetzes. Änderungen, Tendenzen, Bewertungen. Die Ortskrankenkasse, Heft 8
Reichelt H (1985) Hohe Strukturkomponente in den Arzneimittelausgaben. Die Ortskrankenkasse, Heft 4
Reichelt H (1985) Arzneimittelmarkt in der Diskussion. Meinungsäußerungen und ihre „kritische Analyse". Wege zur Sozialversicherung, Heft 11
Sachverständigenrat für die Konzertierte Aktion im Gesundheitswesen (Hrsg) (1987) Jahresgutachten 1987, Kap I: Der Arzneimittelbereich. Nomos, Baden-Baden, S 81-99
Vorderwülbecke U (1985) Perspektiven der pharmazeutischen Industrie. Probleme, Aufgaben, Chancen. In: Schwarze J, Bieber R (Hrsg) Das europäische Wirtschaftsrecht vor den Herausforderungen der Zukunft. Nomos, Baden-Baden
Westphal E (1981) Optimale Arzneimittelversorgung mit Hilfe der Positivliste? Die Ortskrankenkasse, Heft 9
WIdO (1985) GKV-Arzneimittelindex: Verordnungsstruktur bei Arzneimitteln der Preisvergleichsliste 1983/84 im Vergleich. Verordnungen und Einsparpotentiale. Bonn

3 Versicherungseinrichtungen

Beske F, Zalewski T (1981) Gesetzliche Krankenversicherung. Analysen, Probleme, Lösungsansätze. Schmidt & Klaunig, Kiel
Cassel D (1987) Möglichkeiten und Grenzen des Wettbewerbs im System der Gesetzlichen Krankenversicherung. Expertise im Auftrage des BMA. Bonn
Düttmann R (1978) Die Finanzierung der gesetzlichen Krankenversicherung. Nomos, Baden-Baden
Forster E, Vassen B (1980) Der Wettbewerb zwischen Privater und Gesetzlicher Krankenversicherung. Campus, Frankfurt am Main
Fudickar J, Maaz W (1985) Finanzierung der Krankenversicherung der Rentner. Die Betriebskrankenkasse, Heft 4
Gerlach W (1984) Aktuelle Probleme der gesetzlichen Krankenversicherung. Die Krankenversicherung, Heft 6
Krauskopf D, Schroeder-Prinzen G (1986) Soziale Krankenversicherung. Kommentar, 2. Aufl. Beck, München
Kruse O (1978) Krankenkassen, Berufsgenossenschaften und andere Kostenträger. Bd. 5 der Studien des Instituts für Gesundheits-System-Forschung. Kiel
Schulenburg J-M Graf von der, Kleindorfer P (1986) Wie stabil ist der Generationenvertrag in der sozialen Krankenversicherung? Zum Problem der Gerechtigkeit und Akzeptanz intergenerativer Umverteilung. In: Gäfgen G (Hrsg) Ökonomie des Gesundheitswesens. Duncker & Humblot, Berlin
Siebeck T (1976) Zur Kostenentwicklung in der Krankenversicherung. Ursachen und Hintergründe. AOK-Verlag, Bonn
Siebeck T (1982) Gliederung und Koordination. Kriterien für die Organisation der gesetzlichen Krankenversicherung. AOK-Verlag, Bonn
Weber A (1986) Wettbewerb in der Sozialen Krankenversicherung zwischen Dogmatik, Verteilungspolitik und Effizienzsteigerung. Soziale Sicherheit, Heft 8–9

4 Berufliche Einrichtungen

Jungmann G (1979) Interessenvertretung ist unverzichtbar. Arbeit und Sozialpolitik, Heft 10
Rauskolb C (1976) Lobby in Weiß. Europäische Verlagsanstalt, Frankfurt am Main Köln
Stobrawa FF (1979) Die ärztlichen Organisationen in der Bundesrepublik Deutschland. Droste, Düsseldorf
Uhlenbruck W (1972) Der Ärztestreik als Mittel kollektiver Interessenwahrung. (In Zeitschrift:) Recht der Arbeit
Zacher HF (1966) Der Ärztestreik als Rechtsproblem. Zeitschrift für Sozialreform, Heft 3

5 Selbsthilfeeinrichtungen/Sozialstationen

Asam WH, Heck M (Hrsg) (1987) Soziale Selbsthilfegruppen in der Bundesrepublik Deutschland. Aktuelle Forschungsergebnisse und Situationsdiagnosen, 2. Aufl. Minerva-Publ. Saur, München
Badura B, Ferber C von (1981) Selbsthilfe und Selbsthilfeorganisation im Gesundheitswesen. Oldenbourg, München Wien
Dahme H-J u.a. (1980) Die Neuorganisation der ambulanten Sozial- und Gesundheitspflege. Kleine, Bielefeld
Forschungsverbund Laienpotential, Patientenaktivierung und Gesundheitsselbsthilfe (Hrsg) (1987) Gesundheitsselbsthilfe und professionelle Dienstleistungen. Springer, Berlin Heidelberg New York Tokio
Fürstenberg F, Herder-Dorneich P, Klages H (Hrsg) (1984) Selbsthilfe als ordnungspolitische Aufgabe. Nomos, Wiesbaden
Grunow D u.a. (1979) Sozialstationen. Analysen und Materialien zur Neuorganisation ambulanter Sozial- und Gesundheitsdienste. Kleine, Bielefeld
Jarre J, Krebs H (Hrsg) (1987) Soziale Selbst- und Initiativgruppen in Kommunalen Aktionsfeldern. Loccumer Protokolle 53/86, Loccum
Minger H (1980) Die sozialpolitischen Aufgaben der Gemeinden. Recklinghausen

6 Supra- und internationale Regelungen und Einrichtungen

Anmerkungen:
a) Soweit die folgenden Veröffentlichungen nicht in einschlägigen Bibliotheken vorhanden sind, können sie ggf. bezogen werden über:
a) GOV-Verlag GmbH., Ginnheimerstr. 20, Postfach 53 60, 6236 Eschborn,
b) Buchhandlung Alexander Horn, Friedrichstr. 39, Postfach 33 40, 6200 Wiesbaden.

b) Kostenlose Kataloge von WHO-Veröffentlichungen und Probenummern von WHO-Zeitschriften sind erhältlich bei der WHO, Abt. Vertrieb und Verkauf, CH-1211 Genf 27, Schweiz.

Agnelli G, Berenstein A, Däubler W u.a. (1978) Die Europäische Sozialcharta. Weg zu einer europäischen Sozialordnung? Nomos, Baden-Baden
Europäische Gemeinschaft (Hrsg) (o.J.) Die ärztliche Ausbildung in der Europäischen Gemeinschaft. Springer, Luxembourg
Weltgesundheitsorganisation – WHO (Hrsg) (1983) Gesundheitsdienste in Europa. (Bd 1: 98 Seiten, Bd 2: 264 Seiten)
Weltgesundheitsorganisation – WHO (Hrsg) (1985) Einzelziele für „Gesundheit 2000". Einzelziele zur Unterstützung der europäischen Regionalstrategie für „Gesundheit 2000" (242 Seiten)
Weltgesundheitsorganisation – WHO (Hrsg) Öffentliches Gesundheitswesen in Europa. Buchreihe des Regionalbüros (Kopenhagen). In deutscher Sprache liegen vor:
1982: Bd 8: Gesundheit und Umwelt (172 Seiten),
1987: Bd 21: Die Betagten in elf Ländern (235 Seiten),
1986: Bd 25: Die psychiatrische Versorgung in Europa (126 Seiten)

Weltgesundheitsorganisation – WHO (Hrsg) (1979–1987) EURO-Berichte und Studien. Tagungs- und Konferenzberichte der WHO über zahlreiche aktuelle Probleme der Gesundheitsversorgung. (In deutscher Sprache liegen bisher 24 Veröffentlichungen vor.)

7 Selbstverwaltung

Bogs W, Ferber C von, Infas (1976) Soziale Selbstverwaltung. Bd. 1: Aufgaben und Funktionen der Selbstverwaltung in der Sozialversicherung. AOK-Verlag, Bonn
Braun B, Reiners H, Teske U (1984) Selbstverwaltung und Gesundheitspolitik. (In Zeitschrift:) Das Argument (Sonderband AS 113)
Bundesvereinigung der Deutschen Arbeitgeberverbände (Hrsg) (1986) Soziale Selbstverwaltung. Bedeutung, Organisation, Aufgaben, 2. Aufl. Heider, Köln
Großhaus K (1977) Sozialpolitische Analyse der Arbeitnehmervertretung in den Wahlen der Sozialversicherung. Sozialwiss. Dissertation, Universität Köln
Herber R (1980) Die Sozialwahlen als Steuerungsinstrument der Selbstverwaltung. Zahnärztliche Mitteilungen, Heft 10
Huppertz PH, Siedenburg A (1980) Organisations- und Führungsprobleme der GKV unter besonderer Berücksichtigung von Verteilungsaspekten. (Herausgeg. im Auftrage des BMA, Bonn)
Müller H-W (1977) Die Position der Selbstverwaltung im gegliederten System. Die Ersatzkasse, Heft 6
Neubauer G (1986) Wahlen als Steuerungs- und Kontrollinstrument der gemeinsamen Selbstverwaltung. In: Gäfgen G (Hrsg) Ökomomie des Gesundheitswesens. Duncker & Humblot, Berlin
Neubauer G, Rebscher H (1984) Gemeinsame Selbstverwaltung. Eine ordnungspolitische Alternative für die Gesundheitsversorgung. Wilfer, Spardorf
Tenstedt F (1976) Geschichte der Selbstverwaltung in der Krankenversicherung von der Mitte des 19. Jahrhunderts bis zur Gründung der Bundesrepublik Deutschland. Soziale Selbstverwaltung, Bd 2. AOK-Verlag, Bonn
Tiemann B (1980) Die Negativ-Bilanz für die Selbstverwaltung. Arbeit und Sozialpolitik, Heft 6/7
Winterstein H (Hrsg) (1983) Selbstverwaltung als ordnungspolitisches Problem des Sozialstaates. I. Schriften des Vereins für Socialpolitik. N.F. Bd 133/I. Duncker & Humblot, Berlin
WSI (1978) Sozialpolitik und Selbstverwaltung. Zur Demokratisierung des Sozialstaates. WSI-Studie Nr. 35. Bund-Verlag, Köln

8 Reform des Gesundheitswesens

AOK-Bundesverband und alle anderen Spitzenverbände der GKV (Hrsg) (1986) Gemeinsame Forderungen zur Strukturreform im Gesundheitswesen. Bonn
Bundesärztekammer, Deutscher Ärztetag (Hrsg) (1986) Gesundheits- und sozialpolitische Vorstellungen der deutschen Ärzteschaft. Köln

Bundesvereinigung der Deutschen Arbeitgeberverbände (Hrsg) (1985) Krankenversicherung in der Krise. Vorschläge zur Gesundung der Finanzen. Köln

Geigant F, Oberender P (Hrsg) (1985) Möglichkeiten und Grenzen einer Marktsteuerung im Gesundheitswesen der Bundesrepublik Deutschland. Beiträge zur Gesundheitsökonomie. Bd 8. Bleicher, Gerlingen

Henke K-D (1986) Möglichkeiten einer Reform der Gesetzlichen Krankenversicherung in der Bundesrepublik Deutschland. In: Gäfgen G (Hrsg) Ökonomie des Gesundheitswesens. Duncker & Humblot, Berlin

Münnich FE (1984) Mehr Markt. Bundesarbeitsblatt Nr. 12

Neubauer G (1975) Sozialökonomische Probleme eines staatlichen Gesundheitsdienstes. Hüthing, Heidelberg

Neubauer G (Hrsg) (1984) Alternativen der Steuerung des Gesundheitswesens. Beiträge zur Gesundheitsökonomie. Bd 13. Bleicher, Gerlingen

Oberender P (1984) Für Marktwirtschaft. Bundesarbeitsblatt Nr. 12

Oberender P (1986) Reform des Gesundheitswesens durch Zulassung marktwirtschaftlicher Steuerungselemente: Diagnose und Therapie unter besonderer Berücksichtigung der Gesetzlichen Krankenversicherung. In: Hamburger Jahrbuch für Wirtschafts- und Gesellschaftspolitik. Mohr, Tübingen

Paffrath M (1986) Einige Auswirkungen einer Übertragung marktwirtschaftlicher Steuerungs- und Organisationsformen auf die Gesetzliche Krankenversicherung. Sozialer Fortschritt. Heft 5/6

Rosenbauer H (1975) Sozialversicherung oder staatlicher Gesundheitsdienst? Schwartz, Göttingen

Rosenberg P (1975) Möglichkeiten der Reform des Gesundheitswesens in der Bundesrepublik Deutschland. Schwartz, Göttingen

Rosenbrock R (1983) Entstaatlichung, Entrechtlichung. Die marktradikale Variante der Arzneimittelversorgung. Medizin, Mensch, Gesellschaft (MMG), Heft 4

Scharf B (1980) Durch Selbstbeteiligung zur Kostendämpfung und Selbstverantwortung? Gedanken zur Unsterblichkeit einer konservativen Utopie. Soziale Sicherheit, Heft 6

Schirmer HD (1985) Sicherung wirtschaftlicher Arzneimittelversorgung in der GKV durch marktanaloge Leistungs- und Nachfragestrukturen. Die Krankenversicherung, Heft 10

Schmidt A, Jahn E, Scharf B (Hrsg) (1987) Der solidarischen Gesundheitssicherung die Zukunft. WSI-Studie Nr. 60. Köln

Schneider M (1985) Sozial tragbare Selbstbeteiligung in der sozialen Krankenversicherung. Materialien und Berichte der Robert-Bosch-Stiftung, Nr. 17. Bleicher, Stuttgart

Schwefel D, van Eimeren W, Satzinger W (Hrsg) (1986) Der Bayern-Vertrag. Evaluation einer Kostendämpfungspolitik im Gesundheitswesen. Springer, Berlin Heidelberg New York Tokyo

Sommer J, Leu RE (1984) Selbstbeteiligung in der Krankenversicherung als Kostenbremse? Rüegger, Diessenhofen

Thiemeyer T (1984) Nicht-Markt-Steuerung. Bundesarbeitsblatt Nr. 12

Wasem J (1986) Reform der Sicherung bei Pflegebedürftigkeit. Zum aktuellen Diskussionsstand. Informationsdienst 185 der Gesellschaft für Versicherungswissenschaft und -gestaltung. (Eigenverlag) Köln

Kurzdarstellung des österreichischen Gesundheitswesens

R. Brooks

Die Sozialversicherungssysteme in der Bundesrepublik Deutschland und in Österreich haben gleiche Wurzeln. Die im Laufe von 100 Jahren vorgenommenen Ausformungen führten kaum im Leistungsangebot – hier besteht nach wie vor ein großer Gleichklang –, wohl aber im Organisationskonzept zu wesentlichen Unterschieden. Zum einen mag hierfür die in groben Zügen ähnliche gesellschaftliche Entwicklung maßgebend gewesen sein, zum anderen die Klarheit Österreichs und die starke Anlehnung der Arbeitnehmervertreter in der Selbstverwaltung der Sozialversicherung an die deutlich bundeszentrierten gesetzlichen Interessenvertretungen der Dienstnehmer und Dienstgeber. In den letzten Jahrzehnten führte eine auch stark theoretische Untermauerung der Handlungskonzepte zur Abkehr von rein pragmatischen Lösungen.

Die vorliegende Ergänzung hält sich an Strukturen der Hauptarbeit. Sie beschränkt sich darauf, lediglich die gravierendsten Unterschiede aufzuzeigen, sie geht auf das Thema „Reform" nicht ein, da – sieht man von der Finanzierung der Krankenanstalten und der Versorgung der Pflegebedürftigen einmal ab – derzeit von keiner für das Gesundheitswesen relevanten Gruppierung ein Handlungsbedarf angemeldet ist.

Die österreichische Verfassung (Grundgesetz) weist das Sozialversicherungsrecht dem Bund zu. Es ist somit eine bundeseinheitliche Norm, die den Rechtsträgern der Sozialversicherung (Krankenkassen, Pensions- und Unfallversicherungsträger) keinen Gestaltungsspielraum bei der Beitragsfestsetzung, einen geringen bei der Leistungsdeterminierung, aber einen großen bei Art und Weise der Leistungserbringung einräumt. Der Bund hat sich nicht nur im Gesundheitswesen, das vielfach in die Länderkompetenz reicht, sondern auch in allen Zweigen der Sozialversicherung eine mehr oder minder große (Mit)finanzierungsverpflichtung auferlegt. So übernimmt er im Rahmen des Gesundheitswesens die Teilfinanzierung der öffentlichen Krankenanstalten, er trägt Kosten der universitären und postpromotionellen

Ärzteausbildung etc. In der Kranken- und Unfallversicherung der Bauern übernimmt der Bund Beitragslasten, in der Pensionsversicherung übernimmt er eine „Ausfallshaftung" (das sind in der Praxis derzeit etwa 28 % des Rentenaufwands).

Das Sozialversicherungsrecht neigt zur Versteinerung. Einmal festgelegte Leistungen werden, selbst wenn sie im Risikoumfeld geringgewichtig, ja überflüssig werden, von den Exponenten der (präsumtiven) Leistungsempfänger mit Nachdruck verteidigt. Die Anpassung des Sozialversicherungsrechts an geänderte gesellschaftliche Gegebenheiten wird in der Regel nur als Leistungsausweitung verstanden. Berechtigte Leistungseinschränkungen – etwa die Verstärkung der Selbstbeteiligung wegen allgemeiner höherer disponibler Individualeinkommen – waren nur zögernd und nach Überwinden erheblichen politischen Widerstands durchzusetzen.

Die Änderungen des österreichischen Sozialversicherungsrechts der vergangenen 3 Jahrzehnte zielten im wesentlichen darauf ab, daß immer mehr Mitbürger Versicherungsschutz gegen soziale „Großrisiken" eingeräumt, daß das Pensionsrecht verbessert, wohl auch als Instrument der Arbeitsmarktbeeinflussung ausgeformt wurde und daß „Kleinrisiken" ausgegliedert oder der Höhe nach „eingefroren" wurden (Bestattungskostenbeitrag, Fahrtspesenvergütungen). Damit – wie auch mit einer vermehrten Selbstbeteiligung bei Krankheitskosten bzw. -folgekosten (in Österreich weniger als Steuerungs-, denn als Finanzierungsinstrument gewertet) – wurde eine (relative) Beitragskonstanz erreicht. So betragen seit 1984 die bundeseinheitlichen Beiträge zur Krankenversicherung für Arbeiter 6,3 % und für Angestellte 5 %. Die bundeseinheitlichen Beiträge zur Pensionsversicherung für Arbeiter und Angestellte betragen seit 01.01. 1988 22,8 % und zur Unfallversicherung einheitlich 1,4 %. Beitragsgrundlage sind die Arbeitsentgelte (Verdienste etc.) bis zu einem Höchstausmaß von S 27 600 (1988).[1] Die Beiträge zur Krankenversicherung werden von

---

[1] Die Höchstbeitragsgrundlage für selbständig Erwerbstätige beträgt S 32 200,–, für Bauern S 20 600. Keine Höchstbeitragsgrundlage gibt es für öffentlich Bedienstete, deren Beitragssatz zur Krankenversicherung beträgt 6,4 % und in der Unfallversicherung 0,47 %. Diese Dienstnehmer haben keine gesetzliche Pensionsversicherung, den Ruhegenuß leistet der Dienstgeber.
Der Beitrag zur Krankenversicherung der Pensionisten beträgt 10,2 %, Bemessungsgrundlage ist die Bruttopension; 3 %-Punkte zahlt der Pensionist, 7,2 %-Punkte der Pensionsversicherungsträger.

Dienstgebern und Dienstnehmern zu gleichen Teilen getragen. Zur Pensionsversicherung hat der Dienstgeber 12,55 % zu leisten, der Dienstnehmer 10,25 %. Der Beitrag zur Unfallversicherung trifft ausschließlich den Dienstgeber.

Sieht man vom Krankenhausrecht ab – hier ist nur die Grundsatzgesetzgebung Bundessache, die Ausführungsgesetze erlassen die Länder – sind die wesentlichen *Rechtsnormen im Gesundheitswesen* – Ärztegesetz, Ausbildungsordnungen, Gesetze, die die Arzneimittel betreffen, das Apothekenwesen, die Regelungen über das Krankenhauspflegepersonal usw. – vom Bund erlassen.

Honorierungsnormen, Vergütungssätze – Preise im weitesten Sinn – werden nicht gesetzlich vorgegeben. Es obliegt Anbietern und Nachfragern, das Entgelt festzulegen. Lediglich die Pflegegebühren der öffentlichen Krankenanstalten werden von den Landesregierungen festgesetzt (nicht das von den Kassen zu leistende Entgelt; dieses bestimmt sich nach einer Sondernorm; s. unten „stationäre Versorgung").

Nimmt man die Höhe der Kosten zum Maß, dann steht das Anstaltswesen an erster Stelle der durch die öffentliche Hand besorgten Gesundheitsdienste. Von den rund 77 000 bereitgestellten Spitalbetten stehen rund 55 000 in Krankenanstalten, deren Rechtsträger Bund, Länder oder Gemeinden sind. Da die von den Krankenkassen gezahlten Pflegegebühren etwa 50 % der tatsächlichen Kosten decken, praktisch die gesamte Bevölkerung krankenversichert ist, entstehen den Rechtsträgern erhebliche Kosten (die andererseits die gesetzliche Krankenversicherung deutlich entlasten). Vor allem die Gemeinden sind (finanziell) stark engagiert in der Führung von Seniorenheimen. Die in Abb. 5, S. 16 aufgezählten Aufgaben haben auch die hiesigen Gesundheitsämter

Die *ambulante ärztliche Versorgung* liegt vornehmlich bei den freipraktizierenden Ärzten, in einem nicht zu vernachlässigenden Ausmaß bei den „Ambulanzen" der Spitäler und den Ambulatorien der Krankenversicherungsträger (die zu den gleichen Bedingungen wie andere öffentliche oder private Körperschaften berechtigt sind, Krankenanstalten bzw. Ambulatorien zu führen).

Etwa 67 % der niedergelassenen Ärzte sind Vertragsärzte der Krankenkassen. Das Allgemeine Sozialversicherungsgesetz ermächtigt die Krankenversicherungsträger, unter den niedergelassenen Ärzten eine Auswahl zu treffen. Zahl und Fachgebiet sind so zu wählen, daß „die

Berufsberechtigte Ärzte

Praktische Ärzte	6 770
Fachärzte	7 445
Zahnärzte (ohne Ausländer)	2 225
Ärzte in Ausbildung	5 236
Ausländische Ärzte	415
Insgesamt	22 091

Davon waren 11 548 Ärzte niedergelassen (4925 praktische Ärzte, 4585 Fachärzte, 2038 Zahnärzte). An Krankenanstalten und anderen Einrichtungen waren im Jahre 1985 11 911 Ärzte tätig. Davon waren 5236 Ärzte in Ausbildung. Hiezu kommt noch die Zahl von 415 unselbständig tätigen Ausländern, die in Österreich zu Studienzwecken tätig sind.

ausreichende Versorgung der Versicherten und ihrer anspruchsberechtigten Angehörigen mit den gesetzlich und satzungsmäßig vorgesehenen Leistungen sichergestellt" ist. Diese Quasioligopolisierung hat zum einen maßgebend Einfluß auf das Arzteinkommen, zum anderen lindert es den Kostendruck auf die Kassen, da die „Mengenkomponente", der entscheidende Faktor expandierender Arztkosten, milder wirkt. Auf die Versorgungsqualität hat die Selektion keine erkennbare Auswirkung. Der Versicherte ist nur gehalten, ärztliche Hilfe ausschließlich bei einem Kassenvertragsarzt zu suchen. Er kann jeden niedergelassenen Arzt konsultieren, hat allerdings bei Nichtvertragsärzten zunächst die Kosten der ärztlichen Hilfe selbst zu tragen, die Kassen erstatten diese in dem Ausmaß, als ihnen selbst Kosten entstanden wären, hätte der Versicherte einen Vertragsarzt in Anspruch genommen. Diese sogenannte „Wahlarzthilfe" spielt keine gewichtige Rolle. Lediglich um die 3% der Gesamtausgaben der Kassen für ärztliche Hilfe sind für derartige Behandlungen aufzuwenden.

Für die Krankenversicherung der öffentlich Bediensteten, der bei Eisenbahn und im Bergbau Beschäftigten, der selbständig Erwerbstätigen in der gewerblichen Wirtschaft und der Bauern ist je ein Versicherungsträger für das gesamte Bundesgebiet zuständig. Daneben besteht in jedem Bundesland eine Gebietskrankenkasse. Die noch bestehenden 10 Betriebskrankenkassen – sie betreuen 1,3% der Versicherten – haben nur mehr marginale Bedeutung. Sie lehnen sich weitgehend an die Gebietskrankenkassen an.

Die Vertragsgestaltung für alle Krankenversicherungsträger obliegt dem Hauptverband der österreichischen Sozialversicherungsträger, der ein gesetzliches Vertragsabschlußrecht für die Krankenversicherungsträger hat. Den auf Ärzteseite abschlußberechtigten Länderärztekammern steht die Krankenversicherung konzentriert im Hauptverband gegenüber.

Die ärztlichen Leistungen werden vornehmlich nach einem Mischsystem honoriert. Neben einem „Zeithonorar", in der Regel für ein Quartal, werden in den Honorarordnungen taxativ aufgezählte Einzelleistungen gesondert vergütet.

Für einzelne Leistungskonvolute – in einigen Bundesländern sogar für die gesamten ärztlichen Leistungen – werden Jahrespauschalsummen vereinbart, die im nachhinein nach einem Punktesystem aufgeteilt werden.

Die Verträge zwsichen Standesvertretung der Ärzte und Krankenkassen (Hauptverband) unterliegen den Regeln des Privatrechts. Da der Gesetzgeber lediglich Rahmennormen für die Regelung der Beziehungen zwischen Krankenversicherungsträgern und Standesvertretung der Ärzte festlegte und im übrigen das allgemeine Privatrecht gelten ließ, konnten die Kassen dem (kartellierten) Angebot eine adäquate Nachfragemacht entgegensetzen. Damit konnten nicht nur Preisabsprachen getroffen werden, es konnte Einfluß auf Art und Menge des Anbotes genommen werden, was sich letztlich in der Menge der abgerechneten Leistungen niederschlug. Die österreichische Krankenversicherung leidet weniger unter der „Mengenexplosion" als vergleichbare marktschwächere Systeme.

Die *ambulante nichtärztliche Versorgung* wird vornehmlich in Gewerbebetrieben (Kuranstalten) erbracht. Heilpraktiker, Hebammen, Krankengymnasten, Masseure etc. als Leistungsanbieter spielen kaum eine Rolle. Die Kosten für Behandlung durch Heilpraktiker werden von den Kassen nicht übernommen. Die wenigen freipraktizierenden Angehörigen der ärztlichen Hilfsberufe haben vereinzelt Abrechnungsverträge mit den Kassen.

Bei der *Zahnbehandlung* gibt es ein erhebliches Anbotdefizit. Die Honorierungsvereinbarungen, die der Hauptverband mit der Bundesvertretung der Zahnärzte abgeschlossen hat, deckt zwar weitgehend die konservierend-chirurgische Zahnbehandlung und die Kieferorthodontie. Bei der Prothesenbeistellung werden lediglich verhältnismäßig einfache Zahnersätze von den Kassen gewährt. Der Grund liegt nicht so sehr darin, daß die Kassen sich gegen „höherwertigen" Zahnersatz wehren, sondern darin, daß aufgrund der Disproportionalitäten zwischen Nachfrage und Anbot die Zahnbehandler den Abschluß von Verträgen verwehren, die etwa Kronen und Brücken zu vertretbaren Preisen vorsehen.

Die Krankenkassen betreiben Zahnambulatorien, die sich weitgehend mit der Zahnprothetik befassen und damit auch eine gewisse Preisregulierungsfunktion ausüben.

Keine direkte Abrechnungsvereinbarung besteht zwischen Krankenversicherung und Zahntechnikern.

Wie in der Bundesrepublik ist der Aufwand für *stationäre Versorgung* die absolut und relativ größte Ausgabe der Krankenversicherungsträger. Die Kostenexpansion in diesem Leistungssegment ist in Österreich ähnlich verlaufen wie in der BRD. Die von den Krankenversicherungsträgern zu zahlenden Pflegegebührenersätze an die Rechtsträger der Krankenanstalten sind gleichfalls in (privatrechtlichen) Verträgen zwischen dem Hauptverband und den Rechtsträgern der Krankenanstalten zu fixieren. Die Kosteninflation bei den Krankenhäusern hat dazu geführt, daß die Krankenversicherungsträger, die – wie bereits andernorts ausgeführt – keine Beitragshoheit haben, in ernste Finanzierungsschwierigkeiten gerieten, obwohl sie nie die Gesamtkosten der stationären Krankenbehandlung trugen. Ein Teil der Aufwen-

Aufgliederung der Krankenanstalten nach Rechtsträgern

Rechtsträger	Anzahl der Anstalten	Normierter Bettenstand	Tatsächlich aufgestellte Betten
Bund	18	1 072	1 055
Bundesländer	85	41 193	40 511
Bezirke, Gemeinden und Fürsorgeverbände	10	2 411	2 459
Gemeinden	54	10 117	10 207
Krankenkassen	9	1 445	1 426
Unfall- und Pensionsversicherungsanstalten	34	4 212	4 326
Geistliche Orden und Glaubensgemeinschaften	57	13 146	13 034
Vereine	13	1 224	1 231
Privatpersonen	46	2 571	2 544
Gesamt	326	77 391	76 793

dungen der Krankenanstalten wurde schon seit eh und je v. a. den Ländern und dem Bund angelastet. Zunächst von den Krankenkassen angestellte Überlegungen, gemeinsam mit den Spitalserhaltern (Krankenhausträgern) Methoden der Kostendämpfung zu erarbeiten, wurden letztendlich fallen gelassen. Die heterogenen Interessen der am Krankenanstaltenwesen formell oder via facti Beteiligten ließen es inopportun erscheinen, sich Fragen der Krankenhausstruktur, der Krankenhausführung und -finanzierung aufzubürden. Man meinte, den nachhaltigsten und effizientesten Kostendruck ausüben zu können, wenn die für die Krankenhausführung bereitstehenden Mittel vorgegeben werden („budgeting system"). Dies führte zur Schaffung des Krankenanstalten-Zusammenarbeitsfonds. Dieser gesetzlich geschaffenen Einrichtung sind von der Krankenversicherung rund 4% ihrer Beitragseinnahmen zur Verfügung zu stellen. Ebenso zahlt der Bund in diesen Fonds ein. Mit der Schaffung des Fonds wurde die Gebührenvereinbarung zwischen Hauptverband und Krankenanstalten außer Kraft gesetzt. Die zum Zeitpunkt der Gründung des Fonds (1978) vertraglich vereinbarten Pflegegebührenersätze werden seither jährlich um jenen Prozentsatz erhöht, um den sich das Beitragsaufkommen der Kassen gegenüber dem Vorjahr verändert. Damit ist die Entwicklung des Aufwands der Kassen für Anstaltspflege weitgehend an die Beitragsentwicklung gebunden. Die Beiträge der anderen Fondsmitglieder sind betragsmäßig (jeweils für 3–4 Jahre) fixiert.

Der Krankenanstalten-Zusammenarbeitsfonds (KRAZAF) verteilt die ihm zufließenden Gelder nach immer wieder modifizierten Kriterien an die Spitäler, z. B. nach dem Grad der technischen Ausstattung, der Zahl der ambulanten Fälle etc. Reichen die Pflegegebühreneinnahmen und die Zuschüsse aus dem Krankenanstaltenzusammenarbeitsfonds nicht aus, die Ausgaben eines Krankenhauses zu decken, dann ist der Rechtsträger zur Ausfallhaftung verpflichtet.

Dieser durch die Einnahmenbeschränkung erzeugte Druck auf die Spitalführer hat in Ansätzen erkennbare Ergebnisse gebracht, so wurde die Anzahl der bereitgestellten Betten nicht mehr ausgeweitet, im Gegenteil geringfügig eingeschränkt, Einkaufsgenossenschaften wurden gegründet, v. a. aber wurde die springflutartig sich ausweitende Personalvermehrung in den Spitälern eingedämmt. Die kostenintensivste Ausgabenposition der Krankenkassen ist für sie durch diese Regelung kalkulierbar geworden.

Im *Arzneimittelwesen* scheinen die gravierendsten Unterschiede im Gesundheitswesen der beiden Länder zu bestehen. Bevor ein Arzneimittel in den Verkehr gebracht werden darf, durchläuft es eine extrem rigorose Vorprüfung durch eine staatliche Prüfstelle. Derzeit sind etwa 6 000 Arzneispezialitäten in verschiedenen Ausformungen zum Verkehr zugelassen. Das Allgemeine Sozialversicherungsgesetz räumt den Krankenversicherungsträgern das Recht ein, unter den zum Verkehr zugelassenen Arzneimitteln eine Auswahl zu treffen. Da es in der Regel für jede Indikation mehrere nicht nur wirkungsgleiche, oft auch wirkstoffgleiche Spezialitäten gibt, die zu unterschiedlichen Preisen und zu unterschiedlichen Mengen pro Abgabeeinheit (Packung) abgegeben werden, ist mit dem Selektionsrecht eine Marktbeeinflussung zu erreichen. Lediglich etwas mehr als die Hälfte der zum Verkehr zugelassenen Arzneimittel haben diese Zulassungshürde der Kassen übersprungen. Dieses Selektionsrecht hat den Preiswettbewerb der Anbieter nachhaltig stimuliert.

Gesamtstand zugelassener Arzneispezialitäten 1981–1985

Zugelassene Arzneispezialitäten	*1981*	*1982*	*1983*	*1984*	*1985*
– insgesamt	6 949	6 869	6 591	6 543	6 397
– human	6 388	6 292	6 042	5 966	5 840
– veterinär	561	577	549	577	557

Die Aufschläge des Drogengroßhandels und der Apotheken sind gesetzlich geregelt. Die Kassen erhalten von den Apotheken eine vom Umsatz abhängige Mengenvergütung. Es gibt keinen Preiswettbewerb der letzten Distributionsstufe.

Arzneimittel werden in öffentlichen Apotheken und in ländlichen Gebieten auch von Hausapotheken führenden Ärzten abgegeben. Die Apotheke ist ein konzessioniertes Gewerbe mit einem weitgehenden Gebietsschutz. Etwa 60% des gesamten Apothekenumsatzes laufen über die Krankenversicherung. Der Rest sind Privatkäufe.

Im Gesundheitswesen sind die starken dirigistischen Eingriffe kennzeichnend. Vor allem auf der Anbotsseite hat die öffentliche Hand nachhaltig Einfluß genommen. Dies gilt z. B. dafür, daß die Ärzte –

niedergelassene oder im Spital tätige – in regionalen Organisationen (Landesärztekammern) zusammengefaßt sind, die ihrerseits Mitglieder einer Bundesärztekammer sein müssen; daß Ausbildungs- und Niederlassungsregeln bundesgesetzlich normiert sind; daß Staat, Länder und Gemeinden den Ärzten gesundheitspolitische Aufgaben (Krankheitsmeldepflicht etc.) übertragen haben.
Die Rechtsträger der überwiegenden Mehrzahl der Akutkrankenhäuser sind Länder und Gemeinden. Private Organisationen, Religionsgemeinschaften spielen als Spitalserhalter kaum eine Rolle. Im Arzneimittelbereich sind Produktion, Kontrolle und Distribution gesetzlich geregelt. In einem normenarmen Rechtsraum agieren medizinische Hilfsdienste, seien es Logopäden, Heilgymnasten, Optiker oder Kuranstalten.
Eine deutlich straffe, gleichfalls zentralistische Organisation hat die gesetzliche Krankenversicherung. Über 98% der Bevölkerung sind in der gesetzlichen Krankenversicherung pflichtversichert als selbständige und unselbständige Erwerbstätige, als Pensionisten bzw. als deren Angehörige. Die sachliche und örtliche Zuständigkeit eines Versicherungsträgers ist gesetzlich geregelt. Eine Institution, die etwa den deutschen Ersatzkrankenkassen entspräche, gibt es nicht. Öffentlich Bedienstete, Eisenbahnbedienstete, Bergleute, Bauern und Gewerbetreibende sind je bei einem zentralistisch organisierten Versicherungsträger versichert. Die 10 Betriebskrankenkassen zählen lediglich 1,3% aller Krankenversicherten zu ihren Mitgliedern; 76,4% sind bei den 9 Gebietskrankenkassen versicherungszuständig. Es besteht keine Wahlmöglichkeit des Versicherungsträgers.
Obwohl praktisch das gesamte Bundesvolk der gesetzlichen Krankenversicherung angehört und diese einen umfangreichen Versicherungsschutz bietet, decken die Krankenkassen lediglich etwa 50% der nach volkswirtschaftlichen Gesichtspunkten ermittelten Gesundheitsausgaben. Bund, Länder und Gemeinden sind durch die Krankenhausführung erheblich belastet. In zunehmendem Maß trifft v. a. die Gemeinden die Kostenlast der Führung von Altenheimen. Man nimmt an (neuere Untersuchungen fehlen noch), daß etwa 30% der Gesundheitsausgaben aus den Individualeinkommen bestritten werden. Die hauptsächlichen diesbezüglichen Geldströme fließen an Kuranstalten und Kureinrichtungen, an Apotheken für Banalmedikation, an Optiker, Orthopädiemechaniker und in einem sehr geringen Umfang an medizinische Hilfsdienste.

Karitative bzw. private Hilfsorganisationen haben generell wenig, punktuell große Bedeutung. So werden etwa Krankentransporte zu einem erheblichen Ausmaß von nicht staatlichen, gemeinnützigen Einrichtungen durchgeführt. Altenheime werden auch von Religionsgemeinschaften betrieben. Die Selbsthilfegruppen beschränken sich in der Regel auf die Deckung punktueller Nachfragelücken. Erste, durchaus ermutigende Erfahrungen liegen vor mit einer institutionalisierten Betreuung alter und kranker Menschen im häuslichen Bereich. Gemeinden, Vereine, Selbsthilfeeinrichtungen sind die Organisatoren. Angeboten werden vornehmlich Haushaltsbetreuung, Essenzustelldienste, Krankenpflege.

Alle Träger der österreichischen Sozialversicherung – Kranken-, Pensions- und Unfallversicherungsträger – sind in einem Dachverband, dem Hauptverband der österreichischen Sozialversicherungsträger, zusammengefaßt. Diese Organisation hat gegenüber den Kassen, v. a. aber gegenüber den Anbietern von Gesundheitsdiensten wesentlich mehr Rechte als etwa die deutschen Bundesverbände. So hat insbesondere das alleinige Vertragsabschlußrecht des Hauptverbandes zwar nicht dazu geführt, daß für alle Krankenversicherungsträger, z. B. bundesweit die gleichen Arzttarife gelten, doch ist insgesamt das Honorarsystem ein geschlossenes. Der Angebotsmonopolisierung etwa der Ärztekammern, der Bundesländer als Rechtsträger von Spitälern, ist damit eine Konzentration der Nachfrage gegenübergestellt.

Die Krankenversicherungsträger sind nach dem Prinzip der Selbstverwaltung eingerichtet. Läßt man außer acht, daß die österreichische Selbstverwaltung kein Recht zur Beitragsfestsetzung, aber einen größeren Vertragsspielraum gegenüber den Anbietern hat, bestehen kaum weitere Unterschiede zur bundesdeutschen Regelung.

Sieht man von der stürmischen Entwicklung der Krankenhauskosten ab (eine Verflachung des Trends ist erst in den letzten Jahren eingetreten), so entwickelten sich die Gesundheitskosten in den anderen Segmenten wesentlich moderater. Hohe Preis- und Beitragsstabilität sind Kennzeichen des österreichischen Sozialversicherungssystems, wobei allerdings nicht zu übersehen ist, daß die relative Beitragskonstanz auch durch die Straffung des Leistungskatalogs der Krankenversicherung erreicht wurde. So gibt es z.B. bei den Arzneimitteln einen „Selbstbehalt" (1988: S 24 pro Packung), ebenso wie massive Eigenleistungen bei Brillen, Zahnersatz, Hilfsmitteln etc. Derzeit wird ein genereller Selbstbehalt bei Spitalaufenthalten (S 50 pro Tag) in Erwä-

gung gezogen. (Nach gegenwärtigem Recht zahlen Angehörige von Versicherten 10% der Anstaltskosten.)
Die gesamtwirtschaftlichen Gesundheitskosten steigen stärker als etwa das Bruttonationalprodukt. Eine – wenn auch nur durch recht grobe Kenngrößen feststellbare – „Konsumumschichtung" ist unverkennbar. Die noch immer über dem Preisindex liegende Steigerung von Kosten der Krankenanstalten, die jährlich deutliche Erhöhung der Prämien zur privaten Krankenversicherung und steigende Eigenleistungen in „medizinischen Randbereichen" scheinen dafür Indikatoren zu sein.
Bei den institutionalisierten Kostenträgern im Gesundheitswesen dürfen Unfall- und Pensionsversicherungsträger nicht übersehen werden. Beide Einrichtungen führen hochspezialisierte Rehabilitationssonderkrankenanstalten, die Unfallversicherung auch Akutkrankenhäuser, z. B. werden knapp über 5600 Betten von der gesetzlichen Sozialversicherung bereitgestellt.
Vorsorgemaßnahmen haben noch geringen finanziellen Stellenwert. Obwohl auf dem Gebiet der institutionalisierten Sekundärprävention bzw. -pränotation Ansätze vorhanden sind – etwa die Verpflichtung

Impfungen 1984 (Bevölkerung 7,2 Mio.)

Polio	
Grundimmunisierung	242 582
Nachimpfung von Personen unter 21 Jahren	29 414
Impfung der Schulkinder	177 547
Tetanus	
1. Injektion	76 059
2. Injektion	10 406
3. Injektion	1 957
Diphtherie – Tetanus	
1. Injektion	94 022
2. Injektion	14 627
3. Injektion	36
Diphtherie – Tetanus – Pertussis	
1. Injektion	23 880
2. Injektion	20 550
3. Injektion	18 854
Masern – Mumps	
Kinder vom 14. Lebensmonat bis zum vollendeten 2. Lebensjahr	29 654

größerer Betriebe, sich eines Betriebsarztes regelmäßig zu bedienen; der Krankenkassen, Vorsorgeuntersuchungen kostenlos zu gewähren; der Schulerhalter, regelmäßige ärztliche Untersuchungen zu veranlassen etc. –, breitet sich diese Entwicklung entgegen den Erwartungen nur langsam aus.

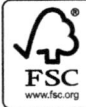

MIX
Papier aus verantwortungsvollen Quellen
Paper from responsible sources
FSC® C105338

If you have any concerns about our products,
you can contact us on
ProductSafety@springernature.com

In case Publisher is established outside the EU,
the EU authorized representative is:
**Springer Nature Customer Service Center GmbH
Europaplatz 3, 69115 Heidelberg, Germany**

Printed by Libri Plureos GmbH
in Hamburg, Germany